T0281955

Cuando el día llega a su fin

A su fin

Guía para cuidar a personas con demencia y alzhéimer en etapa terminal

Anne Kenny

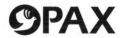

Cuando el día llega a su fin

Título original: *Making Tough Decisions about End-of-Life Care in Dementia*

Publicado por acuerdo con Johns Hopkins University Press, Baltimore, Maryland, a través de International Editors' Co.

Este libro no pretende sustituir la atención médica, legal o de otros profesionales a las personas con demencia. El tratamiento no debe basarse únicamente en su contenido; por el contrario, debe desarrollarse con base en un diálogo entre el individuo y su médico; este libro se escribió para ayudar en ese diálogo.

Traducción: Rubén Heredia Vázquez
Portada: Rosa Elena González Cerón

Primera edición en Terracota: agosto 2023

ISBN: 978-607-713-564-7

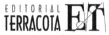

DR © 2023, Editorial Terracota, SA de CV
Av. Cuauhtémoc 1430
Col. Santa Cruz Atoyac
03310 Ciudad de México

Tel. +52 55 5335 0090
www.terradelibros.com

2027   2026   2025   2024   2023
   5   4   3   2   1

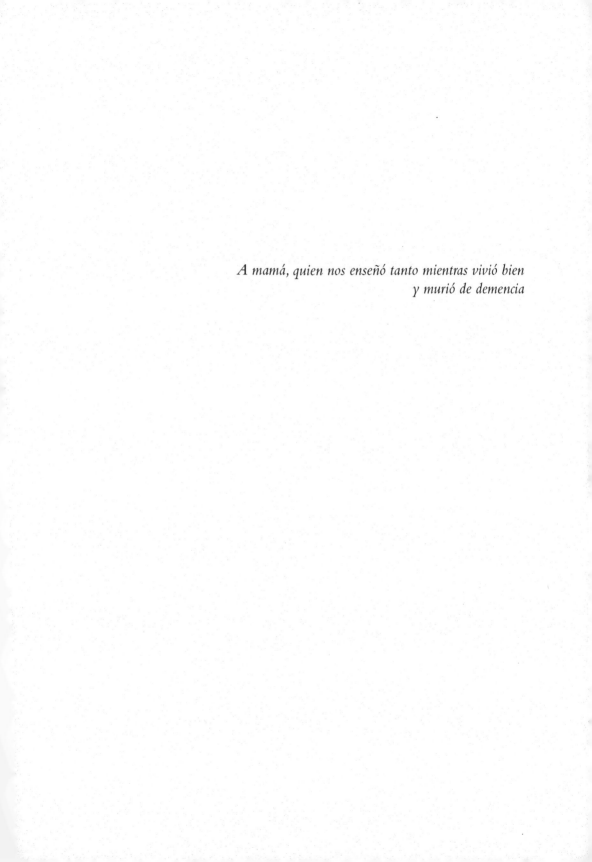

A mamá, quien nos enseñó tanto mientras vivió bien
y murió de demencia

Índice

Prefacio

Este libro está concebido como una guía. Cada año se diagnostica con demencia a alrededor de 500 mil individuos. Un año tras otro. Por muy impresionante que sea, esta cifra no toma en cuenta a los familiares y cuidadores que, posteriormente, se ven afectados por cada diagnóstico. Cuando se les incluye, las cifras se elevan a un nivel aún más increíble.

Esto significa que en nuestra sociedad existe una población en rápido crecimiento que se enfrenta a escenarios dolorosos y a la necesidad de tomar decisiones fundamentales en torno al final de la vida de quienes ya no pueden tomarlas, un papel para el que la mayoría de las personas no están preparadas. La tristeza, la confusión, la culpa, la rabia y el agotamiento físico y mental se convierten en la norma para estas familias cuando la enfermedad entra en su fase final.

Las decisiones más difíciles que yo he tomado han sido en relación con la vida y la muerte de mi madre, quien había perdido la capacidad de decidir por causa de la demencia. Pero fui afortunada. Mis 25 años como médica especializada en el cuidado de las personas mayores y en los cuidados para el final de la vida me habían preparado para afrontar estas decisiones. Sin embargo, incluso con esa ventaja, me costó trabajo. Los retos que nos presentan la demencia y las decisiones relacionadas con el final de la vida suelen ser abrumadores. Mi experiencia personal me obligó a fusionar mis conocimientos clínicos con todo lo que aprendí al ayudar a cuidar a mi madre en un libro para los demás.

Este libro es una guía centrada en los *cuidados* y las *decisiones* que deben tomarse en las últimas etapas de la demencia. En concreto, se propone brindar ayuda para afrontar problemas inevitables del final de la vida, como el dolor y las dificultades para comer, y mostrar cómo atravesar los desafíos en la toma de decisiones y las necesidades de comunicación entre los cuidadores y el personal sanitario en las etapas finales.

La guía puede leerse en su conjunto para tener un panorama de qué tipos de decisiones y cuestiones relacionadas con los cuidados y la comunicación pueden surgir durante el desarrollo de la demencia. Además, para preguntas sobre los cuidados específicos en la etapa final de la demencia, se puede revisar el capítulo correspondiente. Por ejemplo, muchas familias quieren saber más sobre lo que ocurre en las últimas semanas o días de vida para prepararse y preparar a otros; esto se encuentra en el capítulo 7.

Cada capítulo incluye historias de familias que he conocido y con las que he trabajado durante los últimos 30 años. Estas historias intentan ilustrar un problema, una preocupación o una situación común que se da en la última etapa de la demencia. Espero que, al ver cómo otros han afrontado estos retos, también tu familia encuentre una manera de avanzar.

Los nombres de todas las personas involucradas se han cambiado. Las características de identificación como la edad, el sexo, la etnia, la profesión, las relaciones familiares y las situaciones médicas y sociales se han modificado para proteger la identidad de las mismas. En algunos casos, se construyeron personajes con base en rasgos de diversas personas o familias para ilustrar un punto. Cualquier parecido con personas vivas o muertas derivado de estos cambios es mera coincidencia.

Introducción

• La historia de la familia Kenny •

Había llegado el momento. Lo había visto venir. Mi hermana me llamó para comunicarme que habían internado a mi madre en el hospital por segunda vez en 10 días. La llamada marcó un cambio en mi madre ahora, el cual yo había esperado y temido. De ser una mujer vibrante y risueña, mi madre se había vuelto callada, insegura, casi tímida. Siempre se le conoció por sus ojos risueños, su amor por el canto y el baile, y su espíritu juguetón. Cuando uno de sus seis hijos merecía castigo, ella, con un brillo en los ojos, amenazaba con pegarnos primero con una tabla, luego con una tabla con un clavo hasta llegar a una tabla con un clavo oxidado si seguíamos con nuestras travesuras. Nunca vimos la orilla de esa tabla, con o sin clavo, aunque ella sí que captaba nuestra atención mientras nos reprendía con amor y ternura. Pero ahora estaba distante y reservada. Su chispa habitual se había perdido, y la había sustituido una mirada de miedo o incertidumbre. Ella había vuelto a captar nuestra atención.

Aquellos cambios indicaban las últimas etapas de su odisea de 10 años con la demencia. Estaba tumbada en la cama del hospital, ajena a su cojera del lado derecho. Su sonrisa ladeada, cuando podía esbozarla en su rostro casi siempre triste, se veía interrumpida por destellos de ira cuando intentaba darse a entender, pero no encontraba palabras o, peor aún, encontraba las equivocadas. Estos cambios habían sido provocados por un derrame cerebral que le robó aún más de su memoria, personalidad, habla y fuerza. A lo largo del último año, más o menos, mi madre había iniciado el proceso de dejar ir. Estaba dejando atrás sus viajes, su casa, su marido, su independencia, sus ojos brillantes.

Conversaciones sobre la muerte y el cómo dejar ir

Como geriatra y médica de cuidados paliativos con más de 25 años de experiencia, mi objetivo es ayudar a las familias a dar voz a la persona que ha perdido la suya por causa de la demencia en fase avanzada. Por fortuna, algunas personas expresan cómo les gustaría vivir hasta el final de su enfermedad desde las primeras etapas, cuando su voz aún es fuerte y clara, lo cual facilita la despedida para sus familias. Pero muchas otras evitan la conversación porque hablar de la muerte y el proceso de morir es incómodo, incluso tabú para algunas. Cuando la demencia ya ha progresado hasta las últimas etapas, incluso quienes se adentran en las aguas de la discusión sobre cómo enfrentar la muerte quizá no alcanzan el nivel de detalle que necesitan las familias respecto de las decisiones del día a día: decisiones sobre cuándo darles de comer y cuándo no, cuándo administrarles antibióticos y cuándo no, o cuándo mantenerlas en casa en lugar de llevarlas al hospital. Algo que complica aún más las decisiones es la posibilidad de que los propios prestadores de servicios médicos se opongan a estas, pues ellos intentan preservar la vida automáticamente y hablar de la muerte suele incomodarlos mucho. Por último, el hecho de que la demencia vaya acompañada de un deterioro variable e imprevisible no ayuda a nadie que deba afrontar estas decisiones.

Las personas que viven con cáncer, quienes suelen conservar su capacidad de decidir, han sido pioneras en educar a los prestadores de servicios médicos en la posibilidad de brindar una versión menos medicada del final de la vida. La muerte puede enseñarnos varias lecciones, entre ellas, la capacidad de verla como una liberación y un crecimiento en lugar de resistirnos a su inevitabilidad mediante tubos, cables y máquinas. Ha llegado el momento de ofrecer el mismo enfoque holístico a quienes viven y mueren con la enfermedad de Alzheimer y otros tipos de demencia relacionados.

RESISTIRSE AL AVANCE DE LA ENFERMEDAD
• La historia de Theresa •

La carita angelical de Theresa, además de su pelo blanco y su piel suave, ocultaban su edad cronológica. Ella tenía unos 90 años y, por primera vez desde que la conocí, estaba sentada con los hombros caídos. Hacía tres meses que había enterrado a Herb, el amor de toda su vida. Herb había vivido con demencia durante ocho años: seis años activo y ocupado, y dos años postrado y retraído. Yo había compartido el cuidado de Herb durante unos seis años y medio, pero, entonces, Theresa y los hijos de Herb decidieron que lo atendiera otro médico. Sentían que la reducción de su actividad, movilidad y peso debía enfrentarse con agresividad. Theresa estaba atrapada entre lo que describí como el avance de la demencia y el deseo de seguir el consejo de sus hijos (así como la esperanza de que ellos tuvieran razón y que Herb se "animara" con la fisioterapia, la nutrición agresiva y la estimulación).

Theresa me relató el curso de la enfermedad de Herb desde que lo vi por última vez, 18 meses antes. Describió el cansancio que implicaba subir y bajar a Herb de la silla de ruedas para llevarlo a la fisioterapia tres veces por semana, preparar seis comidas al día, así como persuadirlo constantemente para que comiera unos bocados. Él solía tener ataques de ira cuando lo despertaba para comer, moverse o hablar. Ella lo pinchaba y lo empujaba para hacerlo "volver a la vida". Después de un año, algo le dijo que aquello no estaba ayudando a Herb ni a ella misma. Cuando Theresa empezó a relajarse, Herb descansó y ella también. Pero entonces sus hijos protestaron. "¿Por qué no come?" "¡Está perdiendo demasiado peso!" "Ya ni siquiera coopera cuando intentamos acompañarlo al baño". Los hijos vivieron con Herb y Theresa por turnos para ayudar con su alimentación, ejercicio y estimulación. Cuando él murió en el hospital por complicaciones de una infección del tracto urinario, Theresa dijo que toda la familia estaba agotada y enfadada, y se preguntaba qué más podrían haber hecho. No había paz ni aceptación de la muerte.

La demencia es una enfermedad crónica pero *terminal,* por más cuidados que brindemos

¿Existe otra manera? Hablé con una amiga que había dedicado 11 años a cuidar de su esposo. Ahora trabaja para ayudar a otras personas a lidiar con los cuidados compartidos, porque no quiere que otros tengan que aprender al tanteo lo que ella aprendió y llegó a aceptar durante su tiempo como compañera de cuidados. Dijo que, incluso con todo lo que había aprendido, pensaba que podía evitar que su esposo muriera. Creía que sus labores de cuidadora y compañera de cuidados lo protegerían a él de la muerte y a ella del abandono. Comentó que este sentimiento existe en muchos de sus grupos de apoyo a cuidadores. Ahora trata de facilitar que los asistentes a esos grupos comprendan que hay un momento en el que todos moriremos... incluso de demencia.

La demencia, que según la Organización Mundial de la Salud (OMS) afecta "a más de 55 millones de personas (8.1% de las mujeres y 5.4% de los hombres mayores de 65 años), tiene diferentes etapas: las tempranas e intermedias, en las que las personas aún participan en muchas de sus actividades habituales, y las tardías, en las que se produce una discapacidad grave. Los rasgos típicos de la demencia avanzada son pérdida profunda de la memoria, limitación de las capacidades lingüísticas, deterioro de la capacidad para caminar de manera independiente y abandono de las actividades de la vida diaria (por ejemplo, bañarse, vestirse e ir al baño). En esta etapa de la demencia, la esperanza de vida suele ser de poco más de un año. La mayoría de los individuos tiene dificultades para comer, y sus músculos olvidan los pasos para masticar, tragar y proteger su tracto respiratorio. El resultado es la neumonía, a menudo en brotes recurrentes, por aspiración. Según estudios realizados por investigadores de la Escuela de Medicina de Harvard, el 90% de las personas que toman decisiones para individuos con demencia avanzada declaran que su objetivo es el bienestar del paciente y ya no tanto el tratamiento o la cura. Sin embargo, alrededor del 16% de los pacientes que mueren por demencia lo hacen en el hospital, y los informes muestran que el 20% de las personas con demencia tienen múltiples visitas o ingresos en el hospital durante los últimos 90 días de su vida.

MOVER EL ENFOQUE DE LA CURA AL BIENESTAR
• La historia de Mary y Ted •

Cuando hablé por primera vez con Mary, una mujer menuda de ojos cafés, cálidos y profundos, nunca soltó la mano de Ted. Ted era alto y delgado, y estaba dormido, pero con la cara caída y babeante típica de la sobresedación. Las muñecas de Ted estaban sujetas y un catéter intravenoso serpenteaba en su brazo izquierdo, un brazo envuelto por arriba y por abajo del codo sobre una tabla delgada y acolchonada, diseñada para evitar que su brazo se doblara y torciera el catéter. Se había quitado las sábanas de las piernas, y pude ver otro catéter, colocado para que no se orinara en la cama. Mary se veía avergonzada mientras yo observaba rápidamente la habitación y valoraba la situación.

—No quiero mover las sábanas ni hablar muy fuerte por miedo a despertarlo y que se arranque todos los tubos. Por fin se ha calmado. Se enfada mucho y tiene miedo. Se agita muy fuerte y eso me asusta. Ya se pone bastante mal cuando se enfada en casa, pero aquí está conectado a todos estos cables y aparatos. Sé que le horrorizaría estar en cama destapado. —Los ojos se le llenan de lágrimas—. Es que nunca sé si traerlo aquí para esto... —Señala la bolsa de suero, la habitación del hospital y a Ted atado a la cama—. ¿Qué pasaría si nos quedáramos en casa?

Mary habló un poco más sobre los 45 años de su matrimonio, de sus hijos y de su vida, y entonces volví a llevar la conversación hacia Ted. Su diagnóstico, la etapa actual de su demencia, las razones para llevarlo al hospital durante el último año y su pregunta inicial: ¿Qué pasaría si se quedaran en casa? Ted había llegado a la fase final de la demencia. Dormía entre 14 y 16 horas al día y había perdido la capacidad de hablar. Mary describió solo breves períodos de *interacción significativa*. Cuando la conducta de Ted cambiaba —a veces se volvía más agresivo o se aletargaba—, Mary sabía que los prestadores de servicios médicos encontrarían una infección del tracto urinario o una neumonía. Entonces le hablé sobre el curso habitual de la demencia en las últimas etapas.

—Es un alivio que alguien me diga que esta es la situación típica. Nunca me habían hablado de lo que ocurre a medida que la enfermedad empeora. Siempre pienso que no he cuidado lo suficiente a Ted y que por eso está empeorando. —Charlamos de lo que pasaría si se quedara en casa la próxima vez que enfermara.

"Pero, ¿cómo dejo sin tratamiento algo que se puede arreglar?" es la pregunta que me hacen más a menudo y la razón de este libro.

Cómo vemos la muerte y cómo cambian nuestras perspectivas

Recientemente hemos comenzado una amplia conversación sobre la muerte. En su libro *Ser mortal*, el doctor Atul Gawande, cirujano del Hospital Brigham and Women's de Boston, Massachusetts, y colaborador habitual de *The New Yorker*, explora la relación tan medicada que nuestra nación y cultura tienen con el envejecimiento, la fragilidad y la muerte. El doctor Gawande plantea que tal vez queramos volver a enfocarnos más en el sentido y el bienestar que en la supervivencia y la seguridad. Hoy hay personas que hablan conmigo en fiestas y reuniones sobre la idea de *permitir la muerte*, una conversación que no se daba hace 10 años.

Michael Hebb, descrito como una figura cultural innovadora e influyente, empresario y activista que utiliza la comida y la mesa para provocar discusiones y conexiones, comenzó el movimiento Death over Dinner ("Hablemos de la muerte durante la cena"), una idea que se le ocurrió mientras viajaba en tren y discutía sobre el estado de los servicios de salud en Estados Unidos con otros dos viajeros, ambos médicos. En ese viaje se enteró de que, aunque el 75% de las personas desearía morir en casa, solo el 25% lo hace. También se enteró de que una asombrosa mayoría de las bancarrotas se debe a los costos de la atención médica al final de la vida. Él acepta que una de las pocas cosas que lamenta es no haber pasado más tiempo con su padre durante sus últimos años, en los cuales vivió con alzhéimer y murió por causa de dicha enfermedad.

En abril de 2016, Hebb calculó que se habían celebrado unos 10 mil eventos de Death over Dinner en 30 países. El sitio web del movimiento (https://deathoverdinner.org/) describe cómo organizar una reunión con materiales de apoyo para potenciar la reflexión, la introspección y la conversación. Los participantes de estas cenas descubren que hablar de la muerte puede ser conmovedor, catártico, cálido y liberador. Es probable que tener la valentía de iniciar un debate de este tipo, con las pautas sugeridas por Hebb, que incluyen buena comida (y quizá buena bebida), conduzca a algunas revelaciones interesantes y sorprendentes.

Otros movimientos como 5 Wishes, Compassion and Choices y The Conversation Project hacen avanzar los debates para comprender y razonar las directrices anticipadas, y expresar claramente las opciones y los deseos para el final de la vida. Hoy a los médicos y otros profesionales de la salud no se les forma para pensar en el final de la vida, pero eso está cambiando. La Fundación John A. Hartford, una organización dedicada a mejorar el cuidado de los adultos mayores, informó que solo el 29% de los médicos de atención primaria reciben formación relacionada con el final de la vida, aunque casi todos creen que debe sostenerse este tipo de conversación entre médico y paciente. La aparición de Vital Talks, un programa orientado a los proveedores de servicios médicos para ayudar en *cómo* tener conversaciones difíciles en el ámbito de los cuidados paliativos, ha fomentado el surgimiento de enfoques derivados, específicos para oncología, medicina de urgencias y otras especialidades.

Todos estos esfuerzos de la comunidad médica son un buen comienzo, pero es probable que no lleguen a tiempo para tu familia. En el hospital donde laboro, sé que me reuniré con familiares, médicos de atención hospitalaria y otros especialistas, y nadie hablará directamente sobre el proceso de morir. Cuando por fin el tema salga a colación, todas las personas nos veremos más relajadas físicamente. Soltaremos los hombros y suavizaremos la expresión, y entonces podremos empezar a hablar en verdad sobre la razón que nos tiene ahí. La conversación puede tener elementos tristes, pero la necesidad de tenerla es real y es mejor tratar la situación directamente.

RECONOCER QUE LA ORDEN PUEDE NO VENIR DE LA COMUNIDAD MÉDICA

• La doctora Key •

En una ocasión se me acercó Tessa, la supervisora de enfermería del piso de hospitalización, para preguntarme si podía hablar conmigo en una pequeña sala de conferencias. Acercó una silla, suspiró y luego se inclinó hacia mí y me preguntó:

—¿Podría hablar con la doctora Key? Todos sabemos que odia ver morir a los pacientes, pero esto se está volviendo ridículo. La familia quiere llevarse al señor Jacques de la habitación 23 para que muera en casa, pero ella los está presionando para que le pongan una sonda de alimentación, al menos durante tres meses de prueba. —Tessa me indicó que el señor Jacques se encontraba en las últimas etapas de la demencia. Lo habían ingresado cada mes durante los últimos seis meses por una serie de padecimientos, como infección del tracto urinario, influenza y deshidratación. Estaba perdiendo peso, solo despertaba durante unas horas cada día y no necesitaba medicamentos. Sus hijos se habían reunido con su madre para asegurarle que no era necesario un tratamiento médico para mantener a su padre con vida; querían apoyarla en cualquier decisión que considerara correcta para su marido. Una vez que la señora Jacques supo que sus hijos la apoyaban, aceptó que sentía que el último año había sido una tortura para su esposo y era hora de llevarlo a casa y mantenerlo cómodo. No más idas y vueltas al y del hospital.

Se le pidió a la doctora Key que acudiera a una reunión familiar para escuchar esta decisión, pero ella dijo a la familia que, como la mayoría de sus ingresos al hospital eran por deshidratación, podía mantenerse hidratado en casa con una sonda de alimentación. La familia reaccionó con enfado y confusión, y le pidió que se retirara para poder discutir la nueva información en privado. La señora Jacques se cubrió la cara con las manos y lloró. No quería renunciar a su marido si acaso había una posibilidad de mejorar su calidad de vida, pero los mensajes contradictorios de la comunidad médica la confundían.

Me acerqué a la doctora Key y le pregunté qué entendía de la condición, el pronóstico y los objetivos de atención del señor Jacques. Sus ojos parpadearon con rabia y luego apartó rápidamente la mirada. —Sencillamente no puede mantener su hidratación. Una sonda de alimentación parece el mejor curso de acción. —Le pregunté para qué era lo mejor—. Para que pueda *vivir*. —Puso mucho énfasis en la última palabra. Me senté en silencio durante un minuto y esperé para ver si la doctora tenía algo más que decir. De pronto comenzó a llorar suave y silenciosamente—. Es tan difícil ver morir a todas estas personas —susurró—. Solo quiero hacer algo para ayudarlas. —Seguí esperando—. Yo no puedo quedarme así, sin ofrecerles algo.

Le pregunté: "¿Es eso lo que piensas? ¿Que no tienes nada que ofrecer?". La doctora Key asintió y preguntó: "¿Tú no lo crees así?". Le dije que había mucho que ofrecer: compasión, escucha, opinión y comprensión. La doctora Key dijo: "No parece suficiente".

Los profesionales de la salud están formados para prevenir la mortalidad

En *Ser mortal*, el doctor Gawande dice que la profesión médica está acostumbrada a ver un problema y solucionarlo, pero que, con el envejecimiento, la fragilidad y la demencia no hay soluciones reales, lo cual conduce más al sufrimiento que al bienestar:

> Ese experimento que consiste en hacer de la mortalidad una experiencia médica tan solo existe desde hace unas décadas. Es reciente. Y las pruebas indican que está fracasando [...] Nuestra renuencia a examinar honestamente la experiencia de envejecer y morir ha incrementado el daño que infligimos a las personas y les ha negado el consuelo básico que más necesitan (Gawande, 2018: 9, véase p. 45).

Mi objetivo en este libro es ayudar a las familias a entender el enfoque actual de la sociedad y de la atención médica sobre la prevención de la mortalidad. En este entendido, las familias estarán más capacitadas para abogar ante los profesionales de la salud con el fin de obtener la mejor atención para un familiar que se encuentre en la fase final de la demencia. Esta conversación, dirigida por quienes estén centrados en las necesidades de su familia, se ampliará para incluir a otros responsables de la toma de decisiones (familiares, médicos, administradores de cuidados a largo plazo y personal de salud) para las decisiones del día a día.

Con el tiempo, la discusión deberá extenderse a los legisladores y los líderes culturales que expresan el pensamiento del país. Para quienes viven con demencia, un enfoque de cuidados paliativos hacia el final de la vida significa un cambio de perspectiva para centrarse en los objetivos de conexión y bienestar, y alejarse de los procedimientos, los hospitales y la vida a toda costa.

ASPECTOS PARA RECORDAR

- Las conversaciones sobre la muerte por demencia entre las familias, el personal sanitario y la comunidad no están ocurriendo y es necesario plantearlas.
- La falta de comprensión y de debate respecto de las señales y los síntomas que indican una demencia en fase avanzada pueden contribuir a la falta de conversación en torno a los deseos de atención al final de la vida entre los familiares del paciente con demencia.
- Quienes viven con demencia en fase avanzada suelen ser sometidos a múltiples hospitalizaciones y procedimientos médicos pese a que los informes sugieren que las personas designadas para tomar decisiones por ellos (sus apoderados o familiares responsables) favorecen el enfoque del bienestar.
- Ya ha comenzado a entablarse un diálogo en torno a la aceptación de la muerte en el modelo médico de la enfermedad, de modo que cada vez más familias y proveedores de atención médica toman decisiones centradas en la conexión y el bienestar en lugar de prolongar la supervivencia al final de la vida, como ocurre actualmente en la mayoría de los casos de demencia tardía.

───────────────── PLAN DE ACCIÓN ─────────────────

- Ten el valor de iniciar conversaciones sobre la muerte, sobre tus propios deseos y los de tu familia, utilizando alguna de las plataformas descritas en el texto, como Death over Dinner o The Conversation Project.
- Infórmate sobre las señales y los síntomas de la última etapa de la demencia, de modo que estés preparado para decidir el curso de acción correcto, con base en el pronóstico de las últimas etapas.
- Si tu familia opta por el enfoque de bienestar en lugar de uno curativo, busca la ayuda de un equipo de cuidados paliativos que se centre en un enfoque holístico para desarrollar el sistema de atención médica de tu familiar enfermo.

───────────── LECTURAS Y RECURSOS ADICIONALES ─────────────

- *Embracing Our Mortality: Hard Choices in an Age of Medical Miracles*, de Lawrence J. Schneiderman. Nueva York: OUP, 2008.
  Este libro, escrito por un médico con muchos años de experiencia como especialista en ética médica, examina algunos de los problemas actuales a los que se enfrentan las personas que reciben asistencia médica en Estados Unidos. El doctor Schneiderman aboga por que aceptemos nuestra mortalidad y nos educa sobre qué tan bien los individuos y quienes los atienden toman las decisiones médicas. El libro no se enfoca en las personas con demencia, pero expresa claramente los términos y las condiciones éticas para que puedan evaluarse todos los aspectos de una situación médica compleja.

- *Decisiones difíciles para los seres queridos: RCP, alimentación artificial, cuidados paliativos, medidas paliativas y el paciente con una enfermedad grave*, de Hank Dunn. Naples, Florida: Quality of Life, 2016.
  Esta breve guía, escrita por un capellán asignado a centros de salud para ayudar a los pacientes, incluye las decisiones médicas más comunes que se toman en relación con el final de la vida. Proporciona breves estadísticas sobre la frecuencia con que se eligen los procedimientos y los resultados que estos producen. También ofrece diferentes maneras de abordar estas decisiones desde el punto de vista emocional o espiritual.

Capítulo 1

Comprender el final
y la necesidad de dejar ir

Si estás leyendo este libro, sabes que tu familiar está pasando a las etapas finales de la demencia. Más de 55 millones de personas en el mundo viven con demencia, una enfermedad cerebral progresiva que, a medida que avanza hacia sus etapas finales, significa que las personas afectadas necesitarán cada vez más ayuda por parte de cuidadores. Pero ¿cómo saber que esas etapas finales están cerca? ¿Qué significa esto para los cuidadores, no solo física sino también emocionalmente?

RECONOCER QUE EL FINAL SE ACERCA
• La historia de la familia Kenny •

Mi madre dio a luz a seis hijos con mentalidad independiente, todos con una gran personalidad (una bonita manera de decir que nos va bien cuando las cosas van como queremos, pero batallamos cuando no es así). La comprensión de que la demencia de mi madre había llegado a su fase final nos llegó a mis hermanos y a mí en diferentes momentos. Mi madre no solía despertar antes de las 11 de la mañana, pero, tallándose los ojos somnolientos, pronto respondía a la persuasión y al gesto de estirar el brazo para que le pusiéramos el suéter. Tarareaba conmigo mientras le preparaba su cepillo de dientes.

En un día como este, algunos de los Kenny pensábamos que mamá se sentía bien; pero otros nos dábamos cuenta de que esta hora de calma y cooperación requería 12 horas de sueño. Reconocíamos la posibilidad de que, en una o dos horas, mamá ofreciera solo una mirada perdida. Cuando era capaz de concentrarse, reconocíamos a la mamá de nuestra juventud y nos preocupaba estar enfocando su cuidado desde una perspectiva demasiado negativa o estar pasando por alto alguna necesidad que desbloqueara su camino hacia la recuperación total. Pero, poco a poco, cada uno vio que mamá apenas hablaba, tosía con apenas un sorbo de jugo, caminaba cada vez con menos seguridad y necesitaba dormir cada vez más.

A medida que la demencia avanza hacia las etapas finales, las personas afectadas requieren cada vez más ayuda de sus cuidadores. La asombrosa mayoría de ellos son familiares y seres queridos. La información sobre los cuidadores revela varios datos interesantes: la mayoría vive con el familiar que recibe los cuidados y más de la mitad proporciona más de 20 horas de cuidados a la semana. Dos tercios de los cuidadores no han alcanzado la edad de jubilación, lo cual sugiere que trabajan fuera de casa, cuidan de niños pequeños o ambas cosas a la vez. El costo de los cuidados es elevado, tanto económica como emocionalmente, pero también lo son los beneficios. Las cargas y los beneficios aumentan a medida que avanza la enfermedad. Los cuidadores están muy conscientes de la necesidad de estar disponibles para proporcionar ayuda, pero la intensidad y la persistencia de esos cuidados son abrumadoras.

Me encantaba poder cuidar a mi madre. De hecho, me sentía honrada. Cuando mis compañeros de trabajo me expresaban compasión por tener que dedicar tiempo a cuidar de ella, yo les decía con toda sinceridad que me sentía privilegiada por cuidarla y seguir aprendiendo de ella. Pero, al mismo tiempo, me sentía aplastada por la responsabilidad y por lo que parecía ser un largo camino. Me sentía agradecida y a la vez angustiada, una mezcla de emociones similar a la que relatan los familiares de muchos pacientes.

RECONOCER Y ADAPTARSE AL AVANCE DE LA DEMENCIA
• La historia de Kathleen y Dottie •

Durante muchos años, Kathleen, una conocida del trabajo, solía hablarme en privado sobre su madre, Dottie. Al principio, me contaba su extrema frustración por la terquedad de Dottie. Normalmente extrovertida y entusiasta, Dottie ya no conducía el auto a la casa de su hermano para asistir a una fiesta; ahora "esperaba a sus hijos para que la llevaran". Por lo general muy confiada y segura de sí, había empezado a volverse muy ansiosa y a preocuparse por tonterías como los informes meteorológicos y por si "sus nietos estaban bien". Cuando descubrimos que Dottie sufría de pérdida de memoria, la compasión de Kathleen por su madre creció al darse cuenta de que estos nuevos hábitos o exigencias tan irritantes quizá se derivaban de eso y de sus esfuerzos por adaptarse. A Kathleen la hizo feliz poder trabajar con su madre para reducir su ansiedad y permitirle conservar su independencia.

A medida que la demencia de Dottie avanzaba, Kathleen volvía a hablarme en privado sobre su frustración por el nuevo estado de su madre. Un día, se abalanzó hacia mí con el ceño fruncido y ambas nos echamos a reír.

—Ya debería buscar una nueva manera de lidiar con la siguiente etapa, ¿verdad? —me preguntó. Yo asentí con la cabeza. Mientras tomábamos un café, hablamos de lo que *no* funcionaba y empezamos a pensar en estrategias que podría probar con su madre y su familia para experimentar y encontrar un nuevo camino. Al final, trasladaron a Dottie a un centro de enfermería especializada, porque sus necesidades de atención ya requerían asistencia para ir al baño y para su aseo diario, cuidados que le incomodaba recibir de sus hijos. Aunque ya habían discutido sobre quién debía proporcionar los cuidados, después de observar que su madre aceptaba los cuidados de otras personas que no eran de su familia, comprendieron que aquella era la mejor opción para Dottie.

La transición a la fase final de la enfermedad

Visión general de las etapas funcionales de la demencia
La demencia es un conjunto de enfermedades neurodegenerativas que deterioran varios aspectos del funcionamiento del cerebro, como la memoria, el lenguaje, la capacidad para concluir tareas complejas, las habilidades sociales, el juicio y el razonamiento, así como varias funciones motoras como la marcha y la deglución. En esta visión general, nos centraremos en la enfermedad de Alzheimer —la forma más común de demencia— y en los problemas que surgen en las últimas etapas de la demencia. Es probable que ya hayas observado en tu familiar varios problemas durante las primeras etapas, como cambios de personalidad; comportamientos que pueden no tener sentido, como la paranoia, el acaparamiento o la deambulación; pérdida de la capacidad de usar las palabras correctas y la consiguiente frustración en la

expresión; pérdida de la capacidad para conducir con seguridad; o empezar a arrastrar los pies al caminar.

Aunque hay varias maneras de entender el avance de la demencia, he descubierto que centrarse en el funcionamiento ayuda a planificar los cambios en las necesidades de atención, el alojamiento, el enfoque y la adaptación. ¿Cómo sabemos cuándo alguien ha pasado a la fase final de la demencia? En el caso del cáncer, por ejemplo, la enfermedad ha avanzado cuando se encuentran células atípicas en los ganglios linfáticos o se han extendido a los huesos. Pero en la demencia cada caso es diferente. No hay una clasificación clara y oficial de cuándo la enfermedad ha cruzado la línea que va de leve a moderada y grave. No existe una evolución *típica*. Aun así, el funcionamiento, definido como la capacidad de hacer las cosas, puede utilizarse como hilo conductor y punto de referencia para los cuidadores en la asistencia y la toma de decisiones.

Cuadro 1. Escala Fast del avance de la demencia

Etapa	Descripción	Rasgos comunes de funcionamiento
1	Adulto normal	No se reportan ni se perciben dificultades
2	Adulto mayor normal	Se queja de haber olvidado la ubicación de objetos
		Dificultades subjetivas para encontrar palabras
3	Demencia temprana	Disminución del funcionamiento laboral evidente para sus compañeros de trabajo
		Dificultades para desplazarse a nuevos lugares
		Disminución de la capacidad de organización (informada por la propia persona o por otras)
4	Demencia leve	Disminución de la capacidad para realizar tareas complejas (por ejemplo, planear una cena con invitados), manejo de las finanzas (olvidarse de pagar cuentas), dificultades para comprar cosas
5	Demencia moderada	Necesita ayuda para elegir ropa adecuada para el día, la estación o la ocasión
6a*	Demencia moderadamente severa	Dificultades para ponerse la ropa adecuadamente sin ayuda
6b*		Incapacidad para bañarse correctamente (por ejemplo, dificultades para ajustar la temperatura del agua)

Cuadro 1. Escala Fast del avance de la demencia
(continuación)

Etapa	Descripción	Rasgos comunes de funcionamiento
6c*		Incapacidad para manejar la mecánica de ir al baño (por ejemplo, se olvida de tirar de la cadena, no se limpia correctamente o no se deshace del papel)
6d		Incontinencia urinaria, ocasional o más frecuente
6e		Incontinencia fecal, ocasional o más frecuente
7a	Demencia severa	Capacidad de hablar limitada a aproximadamente media docena de palabras o menos, en el curso de un día normal o de una entrevista intensiva
7b		Capacidad de hablar limitada al uso de una sola palabra inteligible en un día o en el transcurso de una entrevista
7c		Pérdida de la capacidad deambulatoria (no puede caminar sin ayuda personal)
7d		Pérdida de la capacidad de sentarse sin ayuda (por ejemplo, el individuo se cae si no hay reposabrazos en la silla)
7e		Pérdida de la capacidad de sonreír
7f		Pérdida de la capacidad de mantener la cabeza erguida

* Ocasionalmente o con mayor frecuencia en las semanas recientes.

La escala o prueba de estadificación de la evaluación funcional (Fast, por su acrónimo en inglés; Reisberg, 1988) es una medida utilizada comúnmente para guiar a los profesionales de la salud en la estadificación de la demencia para el pronóstico y la recomendación de recursos. Se basa en la capacidad funcional más que en otras medidas.

El cuadro 1 resume la escala Fast con la etapa de demencia y los patrones clínicos que se le asocian comúnmente. En los estadios moderados y graves de la demencia, la escala se vuelve más específica para ayudar a entender el patrón habitual de la pérdida funcional y planificar el apoyo posterior. Las secciones siguientes sobre los estadios inicial, moderado y grave de la enfermedad proporcionan más ejemplos para comprender mejor las diferentes etapas y los cambios que estas conllevan.

Las etapas tempranas

En las primeras etapas de la demencia, la pérdida funcional se ve como una dificultad para navegar y planificar el trabajo y los entornos sociales o como una dificultad para expresar sentimientos o significados. Sin embargo, la mayoría de las personas son capaces de vivir de manera independiente con un apoyo externo mínimo o nulo.

Etapas intermedias

En las etapas intermedias de la demencia, que pueden durar entre uno y 15 años, las personas necesitan ayuda para conservar su independencia. La asistencia puede ser mínima, como recordatorios para tomar su medicación, pero también podría ser más importante, como necesitar de ayuda práctica para preparar sus comidas, bañarse o vestirse. Pueden surgir cambios en la personalidad o el estado de ánimo, falta de criterio a la hora de elegir la ropa, dificultades para conducir o caminar, u otros factores relacionados con la seguridad. Los cuidadores suelen estar familiarizados con esta etapa, ya que se caracteriza por un estira y afloja con la persona con demencia en un esfuerzo por equilibrar la independencia con la asistencia en los cuidados. Ese equilibrio no siempre es fácil de encontrar. Muchos individuos, junto con sus cuidadores, reconocerán el deseo de conducir un auto, pero el individuo con demencia podría no entender que esta elección ya no es segura. Este es un ejemplo de la pérdida de independencia en el difuso continuo hacia la etapa final de la enfermedad.

Las últimas etapas

La transición a las etapas finales es difícil de detectar en un primer momento. Esta fase puede resultar confusa para los familiares, ya que hay días "buenos", con destellos de independencia y funcionalidad, que se intercalan con días "malos", en los que se requiere asistencia para la seguridad o para evitar la frustración. Una persona se preguntaba por qué su padre era capaz de hablar del clima, sonreír a su nieto que gateaba por el suelo y disfrutar de su tarta de fresas, pero no podía ir al baño adecuadamente. Se sentía confundida por la transición, pues su padre había conservado algunas habilidades mientras que otras las había perdido. Esta mezcla de funciones dificultaba el reconocimiento de la transición a las etapas tardías.

En las etapas tardías puede decirse que, en la mayor parte de los días, el individuo con demencia habla muy poco, muestra poca emoción o interés (incluida la respuesta facial a los acontecimientos que lo rodean), o se irrita con lo que sucede. Se requiere asistencia y supervisión de tiempo completo para la mayoría de las funciones básicas.

En la transición de la etapa media a la final, la ayuda para bañarse y para elegir la ropa aumenta hasta el grado en que el familiar asistente tiene que bañar y vestir al individuo con demencia. Antes de las etapas finales, el familiar con demencia puede ser capaz de agarrar un sándwich o seguir las instrucciones para calentar algo en el microondas; pero ya en las etapas finales, la comida debe estar preparada y lista para comer y, aun así, es posible que a la persona se le olvide o que necesite ayuda para usar los cubiertos. Todos los paseos y el ejercicio deben ser supervisados, porque el riesgo de caídas se convierte en una preocupación diaria. El uso del baño pasa de ser una sugerencia a un evento cronometrado que se topa con resistencia o con la necesidad de limpiar y cambiar la ropa sucia.

La comunicación se vuelve limitada. Tal vez el familiar aún puede hablar, pero quizá sea más difícil interpretar lo que intenta comunicar. Su uso de las palabras se vuelve limitado, imperfecto, inadecuado y repetitivo. Sus conversaciones podrían centrarse en una sola y vieja historia. Podría utilizar el mismo chiste o la misma norma social una y otra vez para salir de una situación incómoda, como no saber la respuesta a una pregunta sencilla o no recordar el nombre de una persona que le resulta conocida del otro lado de la mesa. "¿Quién soy yo? El señor Scrooge de *Un cuento de Navidad*. Todos los días son Navidad si estás en tu sano juicio, ¿no es así?", respondía uno de mis pacientes favoritos durante los exámenes rutinarios de estado mental, cuando le pedía que nombrara el día o la estación del año en que se encontraba. Era la respuesta que daba siempre, en cada visita.

Estos cambios representan el comienzo de las últimas etapas de la enfermedad de Alzheimer y las demencias relacionadas. El individuo sigue decayendo hasta las etapas finales, cuando deja de hablar, se ahoga al comer o pierde el apetito y ya no le es posible caminar. La mayoría de los días los pasa en una silla o una cama y se le debe levantar para evitar que se caiga. La transición puede parecer gradual cuando se participa en los cuidados diarios, pero es más evidente cuando se atiende a la persona solo de manera ocasional o intermitente. Yo no siempre reconocí el deterioro en el funcionamiento de mi madre, pero registraba los cambios cuando veía la reacción de mi hermana en una de sus visitas desde el otro extremo del país. Las visitas de otras personas también calibraron mi comprensión de que la enfermedad de Alzheimer estaba llegando a su fin en mi madre, como ocurre en todos los casos.

ACEPTAR EL AVANCE DE LA ENFERMEDAD
• La historia de John •

John se mudó con su hijo Bart y su nuera Inga cuando pasó de la fase leve a la moderada de una demencia mixta. La mudanza fue provocada por varios accidentes de tráfico y "choques" al estacionarse. Aunque todos sabían que quedaría aislado sin coche, para él ya no era seguro conducir. Bart e Inga modificaron una parte de su casa para convertirla en un departamento, y John se dedicó a hacer trabajos de jardinería y a disfrutar de las tareas de mantenimiento que Inga le pedía. Cuando la familia cenaba junta, John relataba cómo había arreglado una bisagra, abonado el jardín o recogido el mejor tomate. Bart e Inga compartían historias de sus compañeros y de sus días en el trabajo. El tiempo que pasaban juntos en familia era apacible y cálido.

A medida que la demencia avanzó, John perdió la iniciativa para bañarse, y mantener su higiene se convirtió en una batalla. Inga enseñó a Bart a preparar los baños con antelación y a animar a John con firmeza y suavidad. A su vez, Bart fue capaz de ayudar a John con su higiene. Sin embargo, sin darse cuenta, Bart dedicaba cada vez más tiempo a ayudar a John en las actividades de la vida diaria, esas cosas que todos necesitamos hacer para el cuidado personal básico, como comer, bañarnos y vestirnos.

El empleo de Bart se volvió menos estable y la pareja decidió vivir con un solo ingreso para reducir el estrés en el hogar y poder atender las crecientes necesidades físicas de John. Con cada cambio, la familia se adaptó a una nueva rutina. Pero una vez que Bart estuvo de tiempo completo con John, no se percató de su continuo deterioro cognitivo y funcional ni del estrés que generaba su creciente necesidad de cuidados diarios. John dormía más durante el día y se levantaba y deambulaba por la noche. Comenzó a orinar en los botes de basura y en el fregadero. Sufrió varias lesiones por caídas.

Inga reconoció la transición de John hacia las etapas finales de la demencia y habló con Bart acerca de la necesidad de modificar el enfoque de su cuidado. Bart, que se había hecho cargo de los cuidados diarios de John, se resistió a la idea. Inga insistió en que padre e hijo me visitaran para una evaluación objetiva. Mi confirmación de las impresiones de Inga hizo que los ojos de Bart se llenaran de lágrimas al reconocer que el viaje de su padre había entrado en una fase nueva. Supe que Bart lo entendía cuando sus preguntas pasaron de cómo podía él hacer que John siguiera caminando de manera segura a cómo podríamos *nosotros* adaptarnos a la incapacidad de John para caminar de manera segura. Por muy difícil de aceptar que fuera esta última transición, a Bart esto le abría el camino hacia otro nivel de paz.

Cuando los familiares pierden la capacidad de decidir por causa de la demencia

En las últimas etapas de la demencia, la persona ya no tiene la capacidad mental para tomar decisiones, ni las grandes decisiones de vida o muerte ni las pequeñas decisiones del día a día. Por supuesto, no debemos dejar de escucharla, pues esta pérdida de voz no es constante, universal ni completa. De hecho, es posible que tengamos que prestar más atención tanto a las señales no verbales como a las verbales, para buscar signos y expresiones que puedan indicar lo que realmente quiere y necesita. Debemos asegurarnos de escuchar siempre hasta el final y de permanecer en alerta constante para poder respetar y honrar esos mensajes que nos llegan.

En vista de que la demencia puede deteriorar el juicio y cambiar la personalidad, también puede afectar la capacidad verbal de nuestro familiar. Esto significa que podría ser incapaz de expresar claramente lo que quiere o necesita. Quizá la mayoría de nosotros no querría bañarse cuando hace frío, pero si nos hemos ensuciado, optaríamos por el baño a pesar del frío para evitar el olor y una posible infección por tener la piel sucia. Aunque nuestro familiar con demencia pueda expresar una opinión, sus cuidadores deben buscar el verdadero mensaje que se esconde tras la opinión expresada. Por ejemplo, una simple negativa a bañarse podría significar en realidad: "No quiero sentir frío". Si se resuelve el problema del frío, es probable que no rechace el baño. Por supuesto, si a alguien se le ofrece jugo o leche, este tipo de preferencias se puede determinar fácilmente y tiene consecuencias limitadas. Otro ejemplo es decidir qué ropa ponerse en un día frío y con mucho viento. Una selección inadecuada puede requerir algunos cambios para garantizar que la persona se mantenga bien abrigada cuando el clima es malo.

También debemos reconocer que la necesidad de ayuda para tomar decisiones surge una y otra vez, día tras día. Recuerdo un libro infantil de matemáticas en el que un niño decía que no necesitaba las matemáticas porque nunca las utilizaría. El resto del libro muestra cómo el niño descubre que las matemáticas lo rodean por completo e incluso lo abruman. A veces, las decisiones diarias también pueden resultar abrumadoras cuando se ayuda a alguien con demencia, a menos que se esté bien preparado para tomarlas.

TOMAR DECISIONES POR OTRO
• La historia de Alicia y Ray •

Alicia y Ray tenían solo cinco años de casados cuando los conocí. Era el segundo matrimonio de ambos, aunque se habían conocido por sus familias. Eran felices y estaban enamorados. Disfrutaban la libertad, los viajes y la diversión después de haber cuidado a sus respectivas exparejas, pues ambas habían fallecido por enfermedades relacionadas con el cáncer. En el último año, Alicia había empezado a hacer las mismas preguntas una y otra vez, y a extraviar objetos. Ray informó que el verdadero problema había comenzado pocos meses antes, cuando Alicia fue hospitalizada por una enfermedad estomacal y "se había vuelto loca". El hijo de Alicia describió un delirio que había prolongado su estancia en el hospital y generado la necesidad de medicación adicional. Además, Alicia mostró una pérdida sustancial de cognición y funcionamiento tras la hospitalización.

Alicia y Ray acudieron a mí en busca de diagnóstico y asesoramiento sobre cómo afrontar los nuevos cambios. Después de haber confirmado el diagnóstico de demencia de Alicia y estabilizado o eliminado todos los medicamentos innecesarios, el funcionamiento de Alicia no mejoró notablemente. Ray se hizo cargo de "todo", y eso lo abrumó. Le preocupaba la ropa que Alicia se ponía porque sus elecciones no eran adecuadas para el clima. La guiaba en la elección de la comida para evitar sus períodos alternados de estreñimiento y diarrea, comunes desde su problema estomacal. Cuando la notaba fatigada, la instaba a dormir la siesta, pero pronto la despertaba para que esta no interfiriera con su sueño nocturno. Le insistió que hiciera ejercicio para que su presión arterial y su pulso se mantuvieran estables.

La historia de Alicia y Ray pone de manifiesto la gran cantidad de decisiones que deben tomarse (y que pueden parecer interminables, a la vez que sin sentido del equilibrio y perspectiva). Al hijo de Alicia le preocupaban más las decisiones sobre su socialización y planes a largo plazo. Pero Ray ni siquiera podía contemplar una planificación a largo plazo porque estaba demasiado ansioso por las numerosas y continuas decisiones diarias.

El proceso de dejar ir en el cuidador

Habrá que tomar decisiones para el final de la vida

¿Cómo nos preparamos para dejar ir? El proceso de dejar ir puede abordarse de manera consciente y deliberada o, de lo contrario, el proceso de la enfermedad y la inevitabilidad de la muerte pueden llevarnos hasta el final sin preparación. Adoptar un enfoque paliativo de los cuidados en los estados terminales de la enfermedad mejora la calidad y la cantidad de vida, y disminuye el estrés de los cuidadores. Tener un marco de referencia ayuda en la deliberación sobre las opciones para el final de la vida: un equilibrio entre prolongar la vida o prolongar la muerte. La mayoría está a favor del objetivo de prolongar la vida, siempre y cuando se pueda mantener la calidad de vida, pero ¿qué pasa si eso no es posible? Prolongar la muerte se considera negativo, pero, dicho de otro modo, ¿vamos a permitir una muerte natural? El sistema médico, por defecto, prolonga la vida independientemente de los objetivos no declarados y de la calidad de vida. Para optar por un enfoque diferente, los pacientes o los familiares deben pedir alternativas.

Los familiares y los seres queridos se enfadan consigo mismos, con los demás o con el sistema de salud mientras batallan con el nivel de cuidados que se presta. ¿Es muy poco? ¿Es demasiado? Preguntas como "¿Lo estoy matando?" o "¿Lo estoy haciendo sufrir?" son comunes. La demencia avanzada dura, en promedio, de unos pocos meses a tres años y provoca la muerte. Todos los medicamentos, procedimientos y enfoques deben ser cuestionados desde una nueva óptica, distinta del enfoque de prevención o tratamiento, común en las etapas tempranas y moderadas. Una vez que la enfermedad avanza hacia las etapas tardías, como en el caso del cáncer, comienza el cambio a un enfoque paliativo.

Decisiones sobre los cuidados para el final de la vida de otra persona

Entonces, ¿cómo podemos prepararnos para tomar decisiones? Como en el cuidado de la demencia las decisiones suelen tomarse con la aportación de muchos miembros de la familia, considerar la información desde varias perspectivas permite a quienes toman las decisiones aprender desde múltiples ángulos. Puede ser útil abordar el proceso de dejar ir desde los aspectos fisiológicos de la demencia, los aspectos emocionales del apego a nuestro familiar o los aspectos espirituales de la muerte y el fallecimiento: el cerebro, el corazón y el alma de nuestras decisiones.

Los cambios físicos

La demencia es una enfermedad terminal, aunque se suele ver, sobre todo, como un estado crónico porque el avance hacia la muerte dura, en promedio, de tres a 12 años. Es un trastorno progresivo y degenerativo, similar a la esclerosis lateral amiotrófica (enfermedad de Lou Gehrig). *Progresivo* indica que la enfermedad avanza sin cura ni remisión. *Degenerativo* indica la pérdida de funcionamiento, en este caso en el cerebro, que sirve como centro de control del cuerpo. A medida que el cerebro se degenera progresivamente, sus células pierden la capacidad de producir neurotransmisores, las sustancias químicas que se utilizan para la comunicación entre las células nerviosas. Cuando las células no se comunican, mueren. Esta pérdida de comunicación entre diferentes áreas del cerebro tiene consecuencias funcionales, como la pérdida de la capacidad para recordar, hablar, moverse con eficacia y seguridad, o deglutir. En la enfermedad de Alzheimer, el cerebro presenta depósitos anormales (llamados *placas de beta amiloide y ovillos neurofibrilares*). Estos depósitos anormales son típicos de la enfermedad, pero su importancia aún no queda clara.

En la demencia no es posible predecir con exactitud cuándo la enfermedad ha progresado hasta acercarse a la muerte, pero ciertas observaciones pueden ayudar a calcular el tiempo. La información que orienta la elegibilidad de los cuidados paliativos también puede guiar en la comprensión de cuándo se acerca el final de la vida. Cuando la pérdida de la capacidad de hablar, caminar, comer, ir al baño y mantener la cabeza erguida va acompañada de infecciones repetidas, deterioro de la piel o pérdida de peso, el final se está acercando. Hay poca investigación disponible que aborde con claridad si el tratamiento de las infecciones o la asistencia en la alimentación ayudan a mantener la vida, pero los primeros resultados sugieren que no marcan diferencia en la supervivencia. Entonces, ¿por qué sufrir los efectos secundarios de estos tratamientos o procedimientos? Con este conocimiento, las familias pueden entender que centrarse en la comodidad del individuo puede ser una mejor opción que el tratamiento de una infección aguda o la preocupación por la pérdida de peso.

Los cambios emocionales

Existe una gran cantidad de información sobre cómo afrontar el duelo, pero ¿qué pasa con el período anterior al duelo? Como la demencia suele traer cambios en la personalidad, los familiares comienzan el duelo antes de la muerte del enfermo. Dedicamos una buena cantidad de tiempo a manejar

—o no manejar— los aspectos emocionales derivados de vivir con una persona con demencia y cuidarla. Sentimos como si el tiempo y la energía que invertimos en ayudar a nuestro familiar a adaptarse a la demencia y sobrellevarla se infundieran en todo. Cuidar de alguien tiene un costo. Los cuidadores tienden a ignorar sus propios problemas de salud y a lidiar con la depresión y la ansiedad más que los no cuidadores en edad similar. La preparación para dejar ir debe abordarse tomando en cuenta las complicaciones de este estado de baja energía y escaso cuidado personal.

¿Qué puede ayudarnos cuando nos encontramos en esta situación? La curiosidad, o quizá la ampliación de la perspectiva. ¿Puedes considerar el acto de dejar ir desde nuevos ángulos o algunas ideas que ayuden a la toma de decisiones? ¿Puedes cuestionar las emociones complejas que suelen acompañar las decisiones que afectan a la vida y la muerte de tu familiar? Es probable que sientas un estancamiento o bloqueo respecto de estas decisiones, quizá por tener creencias firmemente arraigadas que no permiten el avance.

Las discusiones entre hermanos sobre el cuidado de mi madre resultaron útiles, pues compartimos nuestras reacciones emocionales y hablamos sobre cómo estas creencias se traducían en nuestras opiniones sobre su cuidado. Uno de mis hermanos creía que mamá debería haber tenido terapias limitadas desde el principio, porque él valoraba mucho las capacidades mentales y no podía imaginar que ella quisiera vivir con una capacidad mental que no fuera plena. Otro hermano simplemente no podía concebir que dejara de recibir terapias. Como nuestras creencias eran tan diferentes, tuvimos que explorar los procesos de pensamiento de cada uno, lo cual nos abrió a una serie de maneras válidas de dejar ir y nos permitió reflexionar más profundamente sobre lo que mi madre podría haber elegido si hubiera sido capaz de expresarlo.

Hagan preguntas para explorar y cuestionar sus propias creencias. Busquen la ayuda de un terapeuta. Utilicen herramientas que ayuden en el crecimiento personal, como practicar la meditación y escribir un diario. Los grupos de apoyo que se centran en la enfermedad de Alzheimer podrían presentarles ideas que no habían considerado antes. Yo probé muchas herramientas, como la terapia, la meditación y el diario. Cada una de ellas se convirtió en indispensable y me ayudó a sobrellevar la situación, o bien, enfocó alguna creencia arraigada que me tenía atrapada en un patrón de pensamiento repetitivo y poco saludable. Cuando te moleste que otros cuestionen las decisiones difíciles que has tomado, pregúntate si acaso podrían tener razón. Tal vez no sea así, pero la exposición a otras ideas puede liberar la tensión en torno a una decisión y permitirte tener más confianza en tu elección.

CUESTIONAR UN PROCESO MENTAL PARA EXPANDIR LA EMPATÍA Y LA COMPRENSIÓN
• La historia de Kerry •

Kerry, una mujer maravillosa y cariñosa, lloró y declaró que su hermano la había acusado de "matar" a su madre con sus decisiones en torno a su cuidado. Kerry estaba dolida, a la defensiva y descontenta con las palabras de su hermano. Yo le pedí que reflexionara sobre si las declaraciones de su hermano eran ciertas y que se tomara un tiempo para ponerse en el lugar de él y mirar a su madre desde esos ojos. Ella miraba pensativa por la ventana mientras evaluaba la situación de su madre desde la perspectiva de su hermano. Una sonrisa se dibujó gradualmente en su rostro y sus hombros se relajaron. Se había aligerado frente a la preocupación de su hermano de que la familia estuviera "abandonando" a su madre. Kerry sabía que manejaba el cuidado de su madre como ella lo habría querido. No estaba matando a su madre: le estaba permitiendo morir de manera natural. Ahora podía explicárselo con más claridad y se sentía segura para abordar sus preocupaciones sobre lo que su madre quería, y responder que su bienestar y cuidado eran la preocupación principal de todos.

Si te sientes atrapado en un ciclo de pensamientos repetitivos, o todos tus pensamientos están llenos de desesperación, bien puede ser el momento de buscar orientación profesional que te ayude a afrontar el hecho de ser quien toma las decisiones en la vida de alguien más. La depresión y la ansiedad suelen acompañar a los cuidadores. Los terapeutas y los trabajadores sociales pueden ayudar a situar el contexto o enmarcar la perspectiva de las decisiones y determinar si la depresión interfiere con ellas o las complica.

Las consideraciones espirituales

La pérdida de un familiar es uno de los mayores factores de estrés en la vida. Es un dolor que no se va, sino que se asimila a nuestro ser y nuestra experiencia vital. El lado alternativo de los momentos de dolor es que nos abren al crecimiento personal o espiritual. Innumerables relatos de transformación provienen de experiencias de tragedia y pérdida. La enfermedad es capaz de abrirnos a una comunidad que pueda apoyarnos con la pérdida de la personalidad o de la persona. La fe, o un acercamiento a las enseñanzas del budismo o de la atención plena (*mindfulness*) basadas en el *desapego*, puede ayudarnos a lidiar con el avance de la enfermedad y la muerte inevitable. La oración o la meditación pueden alentarnos a trascender la rutina diaria de los cuidados o la agitación de las decisiones difíciles. Buscar la compañía de una religión organizada, construir el apoyo de buscadores espirituales afines, y aprender de la sabiduría intemporal de los líderes espirituales o de los discursos y textos de filósofos y poetas puede servir para prepararnos mientras nuestro familiar abandona este mundo físico.

Al igual que los terapeutas y los trabajadores sociales, los guías espirituales y los ministros religiosos pueden ayudar cuando se trata de tomar decisiones relativas al final de la vida. Podemos necesitar de respuestas, consuelo y confianza en las decisiones que desencadenan preocupaciones como "¿Estoy jugando a ser Dios?" o "¿Cómo podré vivir en paz una vez que tome esta decisión?". La perspectiva y la contemplación de alguien que se plantea estas preguntas con frecuencia y las discute con muchas familias pueden ser muy útiles. Cada uno de nosotros tiene sus propios valores, pero los líderes espirituales y ministros religiosos están capacitados para evaluarlos y discutirlos. Yo colaboro con el capellán de un servicio de cuidados paliativos para pacientes internos para discutir, en reuniones familiares, decisiones sobre los cuidados para el final de la vida. Muchas veces he percibido un notable alivio en la sala mientras el capellán guía con suavidad discusiones difíciles, interponiendo opiniones y preguntas para encontrar una solución reflexiva, pacífica y conmovedora.

CONSIDERAR A LA PERSONA EN SU TOTALIDAD
• La historia de Janet •

Janet tenía más de 80 años, estaba postrada en la cama y no se comunicaba debido a su demencia en fase avanzada. Vivía en un centro especializado de enfermería y la habían enviado al hospital por tercera vez en tres meses, en esta ocasión por una fiebre. Tenía una infección del tracto urinario y estaba deshidratada y muy somnolienta. Su hija, Elaine, pasaba casi todo el día junto a la cama de su madre y, según el personal, tenía "demasiadas preguntas y demasiadas expectativas". El médico residente a cargo de Janet me preguntó: "¿Qué espera Elaine que hagamos por su madre?". Las enfermeras solicitaron una consulta sobre cuidados paliativos para aliviar la tensión entre Elaine y el personal del hospital, pues sentían que el conflicto interfería con los objetivos de la atención e incrementaba el sufrimiento de Janet.

Katy, la capellana del hospital, se ofreció a reunirse conmigo, con el personal del hospital y con Elaine. Como era de esperarse, Elaine llegó con una lista de preguntas y el personal se había preparado con las respuestas. Pero todas las conversaciones se centraron en temas médicos, no en las personas. Katy escuchó y observó. Yo le pedí a Elaine que nos hablara de Janet cuando era más joven, cuando podía hablar, antes de que la demencia le quitara la voz. La voz de Elaine nos atrapó mientras describía a una mujer vibrante y cariñosa y nos compartía la información que había registrado sobre los deseos de Janet a partir de recuerdos de antiguas conversaciones. Katy escuchó y observó. El personal del hospital y yo informamos a Elaine sobre el pronóstico de Janet a la luz de su pérdida de peso y sus repetidas infecciones y hospitalizaciones. Katy siguió escuchando y observando. Elaine preguntó qué pasaría si cesáramos los cuidados. Yo le expliqué la evolución probable desde el punto de vista médico. Elaine miró a Katy. Katy podía ver que, en realidad, Elaine preguntaba sobre su madre la mujer, no sobre su madre la paciente. Katy dijo: "No lo sé, pero podemos hablar más al respecto". Elaine se relajó y dijo: "Se lo agradecería".

Katy y Elaine salieron a dar un paseo y hablaron sobre las preocupaciones de Elaine en torno al pronóstico, el plan de cuidados y la vida de su madre. Katy sabía que Elaine necesitaba tiempo, atención y una gran dosis de compasión humana, algo que no siempre se ofrece en el entorno médico. Una vez que Elaine se sintió escuchada y apoyada, dejó su actitud confrontadora. Comenzó a escuchar de una manera nueva. El personal del hospital reaccionó: valoró mejor a Janet como una mujer más completa y entendió mejor a Elaine como una hija comprensiva y cariñosa que se sentía confundida y sola en el mundo de la medicina. Elaine y el personal del hospital comenzaron a apoyarse mutuamente para obtener información sobre Janet, de modo que todos se sintieron mejor respecto de su cuidado. En los días siguientes, Elaine llegó a la conclusión de que a Janet no le beneficiaba estar en el hospital, y regresó al centro especializado de enfermería para recibir cuidados más orientados al bienestar que a la curación.

Objetivos de los cuidados

Toda decisión, incluso la de evitar tomarla, es una decisión. En Estados Unidos, evitar tomar una decisión médica implica recibir una atención médica agresiva; pero hay una alternativa: reflexionar acerca de las opciones disponibles; buscar el consejo y la orientación de los profesionales de la salud, la familia, los amigos, los trabajadores sociales y los guías espirituales; y decidir el camino a seguir. Una enfermedad crónica y progresiva, como el alzhéimer, no tiene cura. Los objetivos de la atención se adaptan a cada persona en función de la etapa de demencia en la que se encuentre, y los resultados esperados pueden variar.

TENER CLAROS LOS OBJETIVOS DE LOS CUIDADOS
• La historia de Maybel •

Un querido amigo me pidió consejo en varias ocasiones sobre si debía hospitalizar a su madre Maybel. Cuando Maybel se encontraba en una fase moderada de demencia, mostraba falta de aire, fiebre y dificultad para despertar, todas muy serias. Jon estaba preocupado y confundido respecto de la mejor manera de actuar. Él y su familia tenían claros los objetivos de atención para el final de la vida y no querían prolongar la vida de Maybel cuando la enfermedad pasara a las etapas avanzadas. Pero, ¿ya estaba Maybel en esta etapa?

Jon y yo discutimos los aspectos específicos de la condición de su madre con el fin de tomar la mejor decisión para ella. Jon temía enviar a Maybel al hospital porque se había mostrado confusa y combativa tras una reciente hospitalización por motivo de una operación de cadera, y nunca había recuperado por completo su nivel anterior de funcionamiento y cognición. Hablamos sobre cómo un traslado al hospital (oxígeno, antibióticos intravenosos e hidratación intravenosa) podría ayudar a Maybel, sin dejar de reconocer que también había riesgos en su estado actual (delirio, posibilidad de intervenciones agresivas no deseadas como la intubación, exposición a otras infecciones).

Maybel caminaba y comía bien, pero estaba empezando a entrar en las últimas fases de la demencia y presentaba una conversación menos significativa, menor conciencia de su entorno y más tiempo de sueño. Si desarrollaba dificultades para deglutir, la familia ya no querría que tuviera otra hospitalización ni otro tratamiento para la neumonía recurrente. Jon me preguntó si Maybel se estaba ahogando o si podía haber otra explicación para sus síntomas. Yo sospeché que este episodio de falta de aire era consecuencia de un resfriado común que había degenerado en neumonía.

En este entendido, Jon optó por la hospitalización. La familia no se despegó un solo momento de la cama de Maybel, pues querían asegurarse de que se respetaran los límites en su cuidado (como la no intubación), que se redujera el delirio al tener ahí a alguien conocido cada vez que abriera los ojos, y que se evitara que Maybel se levantara de la cama sin ayuda y se cayera. Maybel se recuperó, volvió a casa y gozó de una buena calidad de vida durante otros dos años. Comprender los objetivos de los cuidados —controlar las afecciones reversibles que no eran resultado del avance de la demencia— ayudó a la familia a tomar una serie de decisiones complejas.

La progresión de la enfermedad puede cambiar los objetivos de los cuidados

Centrarse en los objetivos de los cuidados facilita muchas de las decisiones que serán necesarias a medida que nuestro familiar atraviese la etapa final de la demencia. Dichos objetivos pueden emplearse como una brújula en una noche oscura, cuando sientan que han perdido el camino. Serán su mapa. Revisarlos y repasarlos suele ayudar a todos los involucrados a ver el mejor camino a seguir. Entender lo que puede esperarse es útil cuando uno se encuentra ante estas encrucijadas.

¿Tu familiar valora la vida por encima del bienestar? ¿Esto cambia según la fase de la enfermedad en la que se encuentre? ¿Poder interactuar de manera significativa es más importante que el bienestar? ¿Estar consciente es más importante que sentirse aliviado del dolor o la ansiedad? ¿Cómo cambiarían estas decisiones a medida que la enfermedad avance y se acerque el final de lo que la comunidad médica pueda ofrecerle para prolongar la vida?

Conocer las diferentes opciones disponibles les ayudará a decidir con qué cuidados se sienten más a gusto —los cuidados que la persona ya expresó o los que creen que querría— en lugar de permitir que, de entrada, la comunidad médica decida mientras la familia deja ir la vida física de la persona con demencia.

ASPECTOS PARA RECORDAR

- La demencia es una enfermedad crónica, progresiva y degenerativa. Su evolución es impredecible y no hay cura conocida, por lo que el resultado, en última instancia, es la muerte.
- Las etapas finales de la demencia suelen durar desde meses hasta alrededor de tres años.
- Los rasgos distintivos de las últimas etapas son la pérdida de la capacidad para ir al baño, hablar, caminar y relacionarse con el entorno de manera significativa.
- La toma de decisiones para las últimas etapas de la demencia, tanto en las cuestiones médicas como en las no médicas, debe integrarse en los cuidados proporcionados por la familia.
- Los cuidadores requieren una preparación emocional para adaptarse a tomar decisiones por otro.
- Entender las últimas etapas de la demencia puede ayudar a los cuidadores a prepararse para tomar decisiones sobre el cuidado y el final de la vida de un familiar.
- Establecer y reevaluar frecuentemente los objetivos de los cuidados ayuda a determinar la acción en las múltiples encrucijadas que se presentan al cuidar de un familiar con demencia.

PLAN DE ACCIÓN

- Lleva un diario que documente el estado funcional de tu familiar. Utiliza las actividades instrumentales de la vida diaria durante las primeras etapas (ir de compras, las tareas domésticas, llevar la contabilidad, la preparación de los alimentos, gestión de la medicación, capacidad de utilizar el teléfono, capacidad de conducir o de utilizar transporte) y las actividades básicas de la vida diaria conforme la demencia avance (bañarse, arreglarse, vestirse, ir al baño, trasladarse o caminar con seguridad, comer). En las etapas finales, observa también el habla (¿las palabras son limitadas o habla raro?) y el sueño (¿han aumentado las horas de sueño o las siestas?). Si lo actualizas mensualmente, el diario te ayudará a ver la evolución para adaptarte a las necesidades cambiantes.
- Haz una lista de personas que puedan servir de apoyo. Es recomendable incluir a algún amigo que haya ayudado a un familiar con demencia, a

un ministro religioso, un médico, un terapeuta y una persona de servicio doméstico. Cuando se enfrenten a múltiples decisiones, ¿hay alguien en la lista a quien puedas llamar para pedirle consejo o ayuda?

- Comienza a explorar tus opiniones acerca del cuidado de la demencia avanzada. Anota en un diario tus pensamientos y preguntas. ¿Cuáles son tus creencias principales en relación con la muerte? ¿Tu experiencia? ¿Piensas que la muerte es siempre mala? ¿Puedes imaginar cuándo la muerte puede ser preferible a la vida? Mientras reflexionas sobre estas preguntas, repasa los cambios físicos que acompañan la demencia, la tensión emocional que implica tomar decisiones por otra persona, y los aspectos espirituales de enfrentarse a la muerte.

- Desarrolla objetivos de cuidado para el estado actual de tu familiar. Imagina su vida dentro de seis meses o un año. ¿Qué podría hacer que cambiaran los objetivos? Considera un curso de acción antes de que ocurra la crisis para que puedas hacer preguntas en la siguiente visita médica o para que estés preparado al momento de una visita de urgencia al sistema de salud.

LECTURAS Y RECURSOS ADICIONALES

- Alzheimer's Association (https://www.alz.org/)
Este sitio web ofrece material educativo confiable sobre la enfermedad de Alzheimer y las demencias relacionadas, recursos para los cuidadores y actualizaciones sobre la investigación y las políticas relacionadas con la demencia.

- *Ser mortal: La medicina y lo que importa al final*, de Atul Gawande
El doctor Gawande explora el enfoque común del sistema de salud respecto de las enfermedades a principios del siglo XXI. El libro contiene ideas relacionadas con un enfoque de cuidados que reconoce la mortalidad e incluye una discusión sobre la mortalidad cuando se enfrenta la enfermedad de Alzheimer.

- *Cuando el día tiene 36 horas: Una guía para cuidar a enfermos con pérdida de memoria, demencia senil y Alzheimer*, de Nancy L. Mace y Peter V. Rabins. México: Pax, 2020.
Este libro es una excelente fuente de información sobre la demencia. Incluye un análisis de las causas, de las primeras etapas y muchas sugerencias.

- *Los lugares que te asustan: Convertir el miedo en fortaleza en tiempos difíciles,* de Pema Chodron. Boston: Shambhala Español, 2015.
  Este libro, escrito por una monja budista, ofrece una guía para abordar las situaciones difíciles desde el amor y la compasión, y no desde el miedo. El enfoque reconoce las luchas de la vida e invita al lector a explorar estas experiencias desde una perspectiva de alegría, fortaleza y valor.

Referencias

Gawande, A. *Ser mortal.* Barcelona: Galaxia Gutenberg, 2018.

Reisberg, B. Functional Assessment Staging (Fast). *Psychopharmacology Bulletin,* 1988, 24(4): 653-659. PMID: 3249767.

Capítulo 2

Cómo prepararse para dejar ir: las emociones del cuidador

Los cuidadores necesitan reconocer sus emociones y encontrar estrategias para hacer frente a la multitud de sentimientos. También pueden experimentar diferentes emociones en diferentes momentos (por ejemplo, en el proceso de comenzar a dejar ir o cuando empiecen a honrar la muerte que acompaña el diagnóstico de la demencia). Antes de dejar ir, debemos prepararnos para las emociones que conlleva el proceso.

LIDIAR CON UNA GAMA DE EMOCIONES
• La historia de la familia Kenny •

Visitaba a mi madre a diario, a veces con mi hija o mi hijo, a veces sola. Pasábamos el tiempo jugando bingo con otras personas de su residencia para adultos mayores; mi hija tenía el honor de haber sido elegida para verificar el ganador de cada juego y verificaba la carta del triunfador para comprobar su exactitud. Mi hijo y mi madre se paseaban por el pasillo o por el jardín, chocaban y trataban de tropezar uno con el otro para hacernos reír. Todos cantábamos "Bicicleta para dos", y mis hijos ponían los ojos en blanco mientras mi madre y yo payaseábamos juntas.

Cuando la visitaba sola, nos sentábamos frente a frente y le susurraba mis temores sobre la vida: que a un niño lo molestaban mucho, que me preocupaba que no me dieran la plaza definitiva o que no equilibrara bien el trabajo y la familia. Entonces, todo empezó a cambiar. La cara de mi madre perdió vivacidad y sus ojos perdieron expresión. Empezaba a toser violentamente, jadear y vomitar, y se ponía azul en el momento más inesperado. Los niños la visitaban cada vez menos, y los incidentes de este tipo hacían que mi hija se quedara callada y rogara por irse a casa tan pronto como la frecuencia cardíaca de todos se normalizara tras otra aplicación exitosa de la maniobra de Heimlich. Mi hijo tenía que sostener a su abuela para que no se cayera durante sus paseos, y aquello había dejado de ser una diversión, un juego que escapaba a mi ojo vigilante. A medida que la enfermedad de mi madre avanzaba, se acabaron el bingo, los paseos y las canciones. Solo se retorcía de inquietud con mis historias. Mis emociones iban desde el amor, la alegría y el aprecio por los recuerdos de la infancia con una madre que contaba historias hasta la tristeza, la confusión y el agotamiento frente a una nueva realidad de una madre con miradas distantes, carentes de emoción y con destellos de ira, inquietud o frustración.

Yo podía entender y sentir estas emociones, y permitía que se movieran a través de mí con risas y lágrimas. Bueno... para ser sincera, solo pude hacerlo una vez que busqué la ayuda de un terapeuta maravilloso y empecé a meditar regularmente. Lo más difícil eran las emociones tan feas que sentía: preocupación, culpa, aburrimiento, ira y resentimiento. A veces me sentía esquizofrénica: un momento me sentía agradecida por el tiempo que pasaba con mi madre y, al siguiente, culpable e inútil por no haber hecho lo suficiente para cuidarla.

La pérdida y los cambios en las relaciones

A medida que los familiares cambian y cada vez queda menos de la persona que conocíamos, nos sentimos perdidos y confundidos por nuestro cambio de papel: de socios o familiares a cuidadores de una persona a quien no siempre reconocemos. ¿Cómo podemos seguir enfadados con un padre que nos descuidó de niños cuando la persona sentada frente a nosotros ha perdido los puños y la furia? ¿Cómo podemos sentir ternura por una madre que nos hizo galletas y besó nuestra rodilla raspada cuando ahora esa persona nos escupe y nos maldice? ¿Cómo afrontar las constantes decisiones que debemos tomar —y luego defender— cuando la familia, el sistema de salud, los amigos o los vecinos, que quizá no conozcan o no comprendan las complejas circunstancias que han influido en esas decisiones, nos cuestionan?

Pérdida ambigua

Parte de la dificultad de ser el cuidador responsable de alguien que vive con demencia es el tipo de pérdida. Pauline Boss, una reconocida terapeuta familiar, describe algunas de las emociones asociadas al cuidado como una *pérdida ambigua*. La dificultad es que, aunque la persona está físicamente presente, a veces su psique está ida: la relación que siempre hemos conocido se ve alterada. Boss dice que la dificultad surge porque no hay un cierre. Los resultados que solemos esperar cuando alguien está con nosotros o cuando se ha ido no están presentes, porque la situación no es una ni la otra. Muchas emociones poco frecuentes o que nunca habíamos experimentado suelen agitarse cuando brindamos cuidados compartidos a una persona con demencia. Se producen ajustes para asumir nuevos papeles, como convertirse en el cuidador de un padre o del cónyuge dominante, cuando estos habían sido diferentes.

Adaptarse al papel de principal responsable de la toma de decisiones para otro adulto puede ser bastante difícil. Aun cuando tomar una decisión individual puede ser un reto bastante grande por las circunstancias, a menudo *se siente bien* porque la responsabilidad de vivir con el resultado recae, sobre todo, en uno mismo. Elegir por otro es más difícil porque entender cuál es la elección "correcta" puede ser complejo y variado. Adaptarse a esta pérdida ambigua es algo arduo de lograr. Entonces llega el momento de volver a ajustarse, de dejarse ir al siguiente estado ambiguo. Uno vuelve a entrar en el territorio de la incertidumbre emocional. El tiempo de dejar ir nos permite seguir practicando lo que la experiencia con la enfermedad de Alzheimer o una demencia relacionada nos ha exigido a todos: la capacidad de cambiar, adaptarnos y mejorar nuestra capacidad de recuperación.

HERMANOS DIFERENTES, PERSPECTIVAS DIFERENTES
• La historia de los Olsen •

Me reuní con Coleen y Connie para hablar de su madre Corky y el avance de su demencia. Coleen llegó a tiempo y se disculpó por la tardanza de su hermana. Parecía avergonzada y frustrada, y aceptó que no estaba segura de que su hermana fuera a llegar. Connie llegó 10 minutos después. En contraste con la actitud de Coleen, de aspecto regordete y ropa conservadora, Connie era delgada, ojerosa y vestía con lentejuelas. No respondió a mi saludo ni a mi mano extendida; solo frunció los labios y dijo escuetamente: "Sigue con lo que estabas diciendo".

Aunque las hermanas estaban sentadas una al lado de la otra, no parecían tener nada en común: eran polos opuestos. Iniciamos una larga conversación sobre el diagnóstico de su madre y la evolución que había tenido su demencia. Coleen describió su propia respuesta emocional y la de su madre ante los cambios ocurridos a lo largo de los años, mientras que Connie se quedó sentada con cara de palo, sin ofrecer información alguna sobre sus sentimientos o su perspectiva, incluso cuando le pregunté si tenía algo que añadir. Cuando les pregunté si Corky les había dado alguna orientación sobre cómo querría abordar el final de su vida, Coleen dijo que sus padres nunca habían hablado de la muerte o de morir cuando eran jóvenes ni cuando morían otros familiares. Yo le comenté que este tipo de situaciones suelen desenterrar emociones difíciles en quienes hoy tienen que tomar decisiones por un familiar sin la ventaja de conocer su opinión o sus deseos. Coleen comenzó a llorar mientras el rostro de Connie se endurecía aún más.

Primero le pedí a Connie que me dijera cuál era el mejor paso a seguir; ella cedió la palabra a su hermana. Coleen dijo que entendía que el tiempo de su madre era limitado, independientemente de lo que se pudiera hacer, pero que no quería perderla. Ella dijo:

—Sé que esto se ve mal, pero egoístamente quiero que mi madre esté aquí, aunque la veo sufrir. —Luego Connie intervino por primera vez—. Yo no quiero verla sufrir por más tiempo y eso es todo lo que está haciendo. Está sufriendo. —Hubo una larga pausa mientras las hermanas se miraban una a otra. Entonces, Connie me miró fijamente y dijo—: Yo tampoco quiero perder a mi madre, pero está sufriendo mucho. Ella no querría esto. —Le agradecí su franqueza y miré a su hermana. Coleen comentó—: Acepto que mamá está sufriendo. Yo creía que me aferraba a la esperanza de que podría mejorar, pero ahora veo que simplemente no podía enfrentarme al hecho de perderla.

Todas concordamos en que nunca es un buen momento para perder a nuestra madre. Después de unos minutos de darles lugar a estos sentimientos de ternura, las hermanas empezaron a tomar juntas las decisiones para su madre, con los objetivos de brindarle bienestar y que dejara de sufrir.

Lo bueno

Aprendí a estar presente con mi madre; eso fue edificante y encontramos amor, alegría, felicidad y esperanza. Fue increíble. Tuve suerte porque sabía que aquello era posible. Había visto a otras personas hacerlo. Era menos ambiguo para mí. Las personas a quienes tomé como modelos de aceptación y enfoque no eran poco comunes ni santas (bueno... tal vez lo eran, pero no todo el tiempo). Eran resilientes, se adaptaban a lo que se les presentaba, buscaban lo mejor que hubiera en cada situación y encontraron mucho. Compartir el cuidado de una persona que está muriendo de demencia puede generar innumerables emociones positivas. Hay un montón de cosas buenas: amor, alegría, gratitud, esperanza y sueños.

Diversas autobiografías han descrito las pruebas y tribulaciones de la vida, y se han convertido en relatos de transformación. Los mitos y los cuentos de hadas están llenos de lo mismo. Joseph Campbell, un escritor y conferencista estadounidense conocido por su trabajo sobre mitología y religión comparadas, analiza el arquetipo del viaje heroico en *El héroe de las mil caras*. Campbell describe una serie de etapas o pasos a lo largo del viaje del héroe: un comienzo ordinario, la llamada a entrar en un mundo fuera de lo común, una tarea y una prueba a la que se enfrenta solo o en compañía y, si sobrevive, su recompensa: un gran regalo que viene con un importante autodescubrimiento. Yo he escuchado historias como estas, pero de boca de varias personas que han cuidado a un cónyuge o progenitor y, aunque estos individuos estaban cansados cuando el viaje terminó, emergieron con una perspectiva más amplia, sabia y gratificada. Debo decir que esto mismo ocurrió en mi propio viaje de acompañamiento a mi madre.

Por supuesto, me he equivocado varias veces en el camino: reñí con mis hermanos por nuestras diferentes opiniones sobre el enfoque de los cuidados; me enfadé con los cuidadores remunerados por no limpiar los dientes, la ropa de mi madre o la habitación de manera impecable; pedí a mis hijos que apreciaran todo lo que tenían un día que me pidieron algo muy pequeño y yo sentía que no tenía nada para dar. Pero también calmé mi vida lo suficiente como para sentarme tranquila con mi madre, en la misma silla junto a la ventana, día tras día, y ver a un petirrojo construir y forrar un nido, poner huevos, incubar polluelos y alimentarlos hasta que volaban. Ese tiempo de quietud en mi vida me abrió a hacerme preguntas, a reevaluar mi propia trayectoria vital. Me enfrenté a mi propia actitud precipitada e impaciente con los demás, lo cual reveló y me hizo entender al final que el problema no eran ellos, sino yo, que estaba haciendo un berrinche controlado.

En *Ten Thousand Joys and Ten Thousand Sorrows* [Diez mil alegrías y diez mil penas], Olivia Ames Hoblitzelle describe el viaje reflexivo y consciente de su esposo (y el propio) con la enfermedad de Alzheimer. Su enfoque, basado en una práctica reflexiva, permitía todas las emociones de la vida, las alegrías y las penas. Vivían con plenitud y reconocían la muerte como el final natural de la enfermedad. No le rehuyeron a ninguna parte de toda la gama de emociones a la que se enfrentaron. Como los papeles cambian y ocurren pérdidas durante el proceso de esta enfermedad tan particular, es probable que, sin darnos cuenta, nos perdamos de la plenitud de la experiencia. Ayudar a alguien a dejar este mundo y ser quien tome las últimas decisiones por esa persona es un acto cargado de muchas emociones y puede ser especialmente complejo, pues se entremezclan la relación que tenemos con ella y con nosotros mismos, y nuestras propias creencias (y las suyas) sobre la muerte y el acto de morir.

EFECTUAR CAMBIOS FAMILIARES POSITIVOS EN MEDIO DE LA VIDA Y LA MUERTE CON DEMENCIA
• La historia de la familia de Ruby •

Ruby y sus dos hijas, Agnes y Thea, vinieron a verme por primera vez cuando Ruby se encontraba en una etapa intermedia de demencia y su calidad de vida era muy mala a causa de un dolor en la boca. Ruby vivía sola en aquel momento y batallaba para cuidar de sí. A Agnes y Thea les preocupaba que su madre se sintiera tan mal por el dolor, y temían la posibilidad de que padeciera algo terrible, como un cáncer no diagnosticado. Ellas me trajeron la historia clínica de Ruby, formada por varios exámenes anteriores, la cual indicaba que su problema no era físico. Ruby era una matriarca fuerte y había conservado muchas de sus habilidades sociales y su comportamiento controlador, incluso dominante. Sus hijas eran notablemente diferentes: Agnes era afable, realista y relajada, mientras que Thea era seria, formal y reservada. No me parecieron cercanas durante nuestro primer encuentro, sino más bien como el yin y el yang de la presencia de Ruby.

Después de revisar el caso, inicié una serie de conversaciones con Ruby y sus hijas. Pensé que el dolor de boca estaba relacionado con el estrés, y quizá la depresión, derivados de organizar la vida a la luz de la demencia. Recomendé un cambio en la situación de vida de Ruby para reducir los déficits en su funcionamiento mientras, en lo posible, conservaba su independencia. También intentaríamos cambiar su medicación para centrarnos en tratar la depresión y la ansiedad en lugar del dolor en sí.

Ruby estaba dispuesta a intentarlo, pero Agnes y Thea parecían sorprendidas. Se preguntaban cómo podrían apoyar a su madre, la madre que gobernaba todos los mundos en los que entraba. Ellas se sobrepusieron y se adaptaron; decidieron que su madre se mudaría con cada una en períodos alternados de tres meses. Yo les advertí que debían preservar su propia vida y su equilibrio vital lo mejor posible. Las hermanas establecieron recesos para cada una en medio de sus períodos de tres meses.

Ambas se maravillaron de la transformación tan positiva que mostró su madre una vez que se relajó en la casa de cada una, liberada del estrés de cuidar un hogar ella sola. Las hermanas también crecieron en otros aspectos. Ruby adoraba el papel de reina mimada y podía ser bastante difícil. Las hermanas aprendieron a ponerle límites para poder vivir en paz cada una con su propia familia, lo que no siempre era fácil ya que Ruby conservaba sus poderosas habilidades sociales. Pero las hijas se esforzaron por encontrar su propio poder, se abrieron una con la otra y aprendieron de sus puntos fuertes. La familia de cada una también creció junto con ellas.

Cuando venían para las revisiones anuales, escuchaba las historias de Ruby, de sus dificultades y triunfos, de sus derrotas y rendiciones. También escuché las dificultades y los triunfos de las hermanas. Agnes se volvió más fuerte y segura de sí misma. Thea aprendió a aguantar los golpes. Ruby prosperó a su manera y, aunque perdió progresivamente sus funciones, nunca perdió su dignidad. Agnes y Thea aprendieron a "leer" a Ruby y a saber cuándo una conducta era quizá una expresión de estrés; esto les permitió explorar formas de brindarle más apoyo.

Comprendieron que la transición entre casas iba a ser más difícil a medida que avanzara la demencia de Ruby, pero que el descanso para ellas y sus familias era una prioridad necesaria. Agnes pasó tiempo en la casa de Thea y viceversa para ayudarse en los períodos de transición. Se adaptaron a cada pérdida física y funcional y, de manera consciente, incorporaron alegría y felicidad a sus días. Evitaron el agotamiento y la pérdida de salud personal, y minimizaron las pérdidas económicas. Se abrieron a una experiencia positiva en medio de los desafíos diarios. En cada visita, pedían información sobre lo que tal vez vendría después y cómo podrían prepararse. Se habían convertido en un equipo abierto y alegre, en un bello ejemplo de una familia que se une y crece junta.

Agnes, Thea y yo lloramos juntas cuando llegó el momento en que Ruby tuvo que entrar en una casa hogar. Me agradecieron por acompañarlas en su experiencia y dijeron con sinceridad que la vida con demencia de su madre había sido un verdadero regalo para su familia. Ruby murió ocho meses después, rodeada de una familia cariñosa y unida.

Aprendí varias lecciones de la familia de Ruby. Ellas practicaron varias estrategias que las ayudaron a mantener su alegría, felicidad y cordura durante su experiencia con la demencia. Su enfoque fue multifacético. Reunieron conocimientos a partir de la propia demencia. De este modo, vivieron bien el presente con Ruby, pero se prepararon para los probables cambios que se avecinarían. Al anticiparse a ellos, no se resistieron ni los combatieron. Las hermanas siguieron reconociendo los antiguos rasgos de personalidad de Ruby y distinguieron los cambios que quizá se debían a la demencia. Notar las diferencias las ayudó a establecer límites (cuando Ruby abusaba de su trato de reina) o a adaptarse a los cambios provocados por la enfermedad (cuando Ruby no podía realizar incluso la tarea más sencilla).

Reconocieron que se necesitaban mutuamente para salir adelante. Al poner límites a algunos de los comportamientos de Ruby, pudieron preservar su dignidad y la de ellas mismas. Le permitieron algunas conductas, pero no toleraron que se pasara de la raya y se volviera cruel. Buscaron prácticas alegres y encontraron formas de incorporar la felicidad en sus días. Mantuvieron los rituales y las celebraciones familiares. Practicaron la gratitud a diario. Conservaron las esperanzas y los sueños que tenían para su madre (momentos diarios de alegría y una muerte buena), para ellas mismas (momentos diarios de alegría con su madre y su respectiva familia, crecimiento personal, paz), y para su familia (recuerdos maravillosos de una familia que apoya a su madre-abuela).

Lo malo

Existe abundante bibliografía sobre las adversidades que pueden acompañar el viaje de una persona con demencia y sus cuidadores. Ahora nos centraremos en los cuidadores cuando reconocen y aceptan algunas de las emociones que acompañan el cuidado y la necesidad de tomar decisiones por un familiar. Estas decisiones pueden ser aún más complicadas cuando se trata de opciones complejas y delicadas para el final de la vida.

Parte de la dificultad para manejar las emociones puede provenir de cuestiones físicas. Determinadas realidades no acompañan otras condiciones, como las noches de insomnio, o si lo hacen, parecen limitadas en su mayoría. Por ejemplo, la mayoría de los bebés acaban por dormir toda la noche (aunque recuerdo haber dudado de eso cuando mis hijos tenían unos tres meses). A esta etapa, sigue otra que dura alrededor de un año, hasta que los niños pequeños aprenden sobre la seguridad y a no deambular. En la demencia, el proceso de la enfermedad es imprevisible, y cambios como la deambulación, los vuelcos de ánimo matutinos o nocturnos y las alucinaciones o los arrebatos impulsivos no se desarrollan según un calendario típico. Así que los problemas de agotamiento físico y mental o de falta de tiempo para la privacidad suelen ser muy importantes y conducen a lo que muchos consideran emociones o condiciones "malas" (confusión, duelo, soledad, aislamiento y frustración), que a su vez pueden derivar en emociones o condiciones "feas" (preocupación, culpa, ira, resentimiento y abuso).

APRENDER A CUIDARSE
• La historia de Stephanie •

Stephanie era una mujer dulce y bienintencionada de unos 60 años. Solía venir a verme, con quejas de dolores e infecciones sinusoidales, pérdida de cabello, aumento de peso, torceduras de tobillo y dolores en los hombros. Cuando entraba al consultorio, se desplomaba en la silla, pero se enderezaba más y más a medida que hablábamos de sus dolencias. Cuando salía de la consulta, parecía una planta a la que acabaran regar después de una sequía. Canturreaba y charlaba alegremente con el personal de enfermería y de la oficina. Stephanie cuidaba de su marido, que tenía demencia precoz, y de su madre, que padecía alzhéimer. Stephanie reconocía que el único tiempo que dedicaba a ella misma era para pedir citas y cuidar de sus propios problemas médicos menores. En los primeros años, la animé a cuidarse mejor y a conservar su energía y equilibrio para poder seguir cuidando a su familia. Le comenté que sus problemas médicos se agravarían si seguía con sus hábitos de perder el sueño, comer solo chatarra y levantarse y girar sin utilizar la técnica adecuada.

Pero ese momento llegó. Stephanie fue hospitalizada por neumonía y tanto a su esposo como a su madre tuvieron que ingresarlos en centros de enfermería especializados mientras ella se recuperaba. Este episodio la asustó. Por fortuna, su marido mejoró en el centro, de modo que hizo los arreglos para que se quedara allí, donde podía visitarlo a diario. Stephanie llevó a su madre a su casa, pero dispuso que asistiera a un programa de actividades diurno. Empezó a tomar tiempo para sí misma y a formar un grupo de amigos, "para tener a alguien con quien viajar cuando mi marido y mi madre no estén". Esto le permitió compaginar el apoyo a su familia con el cuidado de sí misma.

Su marido murió tres años más tarde y su madre, poco más de nueve meses después de él. Stephanie lloró la pérdida de su familia y de su papel de cuidadora, pero tenía una red de amigos que la apoyaban. El verano que siguió a la muerte de su madre, se fue a un "fin de semana de amigas" para llenar álbumes de recortes y bailar. Vino a consulta con un esguince de tobillo, otra vez. "Esta vez, el asunto era tratar de vivir a tope. Sé que esta es una nueva lesión sobre la primera torcedura, pero no renunciaría a ninguna: estoy viviendo una vida plena."

Stephanie descubrió que el aislamiento aumentaba su carga de estrés. Fue valiente al reconocer que su esposo mejoraba en un entorno con más estímulos. Tuvo el valor de explorar nuevas formas de lidiar con las situaciones. Abandonar un enfoque rígido ante una enfermedad en constante cambio puede abrir nuevas posibilidades.

Problemas familiares sin resolver

Otro escenario común al que se enfrentan los cuidadores es el de los problemas familiares sin resolver. Puede ser difícil cuidar a una persona cuando la relación con ella puede ir, en lo negativo, de la lejanía al rechazo y a la hostilidad. A veces, la ira, el dolor o el maltrato dentro del matrimonio o durante la infancia impiden a los familiares cuidar ellos mismos a la persona con demencia. Dicen que temen no poseer la empatía y la compasión necesarias por un individuo que los trató muy mal y que eso los lleve a desquitarse mediante el maltrato o el descuido. La vida en un centro que proporcione los cuidados diarios a la persona con demencia es a menudo la mejor opción para una familia en situaciones como esta. Yo he visto el alivio del cónyuge o de los hijos cuando ven que los cuidadores del centro responden de manera positiva y cariñosa a la persona que vive con demencia y está cambiando por la enfermedad, lo cual les permite ver a su familiar con ojos nuevos, abandonar sus resentimientos, sentir compasión y empezar a perdonar.

Emociones similares pueden acompañar la toma de decisiones en hermanos que han guardado rencores de juventud o de la edad adulta. La decisión consciente de dejar ir el resentimiento o la venganza hacia quien nos ha hecho algún daño tiene como resultado numerosos beneficios para la salud, como la mejora en la calidad del sueño, la presión arterial y la función inmunitaria, así como la reducción del estrés y la depresión. Perdonar no significa condonar u olvidar la acción, sino darse cuenta de que aferrarse a las emociones y reproducir el dolor hace que el daño se repita constantemente, con efectos nocivos para la salud física y mental de la persona que se aferra a la herida.

Existen varias estrategias que se utilizan para fomentar la capacidad de perdonar y ayudar a moderar y reducir las emociones negativas (algo que suele ser una buena idea en numerosas situaciones para un cuidador). Estas pueden incluir el aumento de la empatía, la búsqueda de lo bueno en cualquier situación y reconocer los propios sentimientos, ya sea en persona o mediante un diario. En *Solo una cosa: Sencillos ejercicios para desarrollar un cerebro de buda*, Rick Hanson, neuropsicólogo del Greater Good Science Center de la Universidad de California, ofrece 50 pequeñas prácticas que pueden entrenar el cerebro para aumentar el bienestar.

DEJAR EL PASADO EN EL PASADO
• La historia de los Roberts •

Lillian era una mujer alta y delgada. Estaba sentada en una silla de ruedas, con las manos quietas sobre los reposabrazos y los ojos caídos. Cuando la saludé, me miró, pero no me respondió con la voz ni con los ojos ni con la cara. Su hija, Lydia, rio bruscamente y dijo como ladrando: —Bueno, ahora está toda mansa y suave. —Cuando le pregunté por Lillian y su familia, Lydia volvió a reír—: ¿Por dónde empiezo? No quiere dormir, se pelea conmigo en todo momento, no habla salvo cuando encuentra las palabras perfectas para ofenderme y no se mueve salvo cuando la encuentro en el centro de una habitación si se me ocurre desviar la mirada por un minuto. No puedo dejarla, tengo que hacer todo por ella, y todo lo que recibo a cambio son groserías, miradas de enojo, escupitajos y gritos. Se ve delgada, pero es fuerte cuando lucha. ¡Y me obliga a hacer todo!

Cuando terminó, cruzó los brazos *con fuerza* sobre el pecho y tensó la mandíbula. Yo posé suavemente mi mano sobre el brazo de Lillian mientras dirigía mis comentarios a Lydia. Le dije que podía oír emociones intensas en sus palabras, pero que las abordaríamos después de que pudiera contarme más sobre la historia clínica y el curso de la enfermedad de Lillian.

Si yo podía ayudarlas como familia a entender lo que ocurría, podríamos elaborar un plan. Cuando reconocí que ambas se encontraban en un momento sensible, Lydia puso los ojos en blanco, pero también se le saltaron las lágrimas. Era un comienzo.

Encontrar una medicación contra el dolor que le funcionara bien a Lillian para poder dormir y encontrar algo de paz tomó varias sesiones. Lydia siguió enfadada y molesta durante meses. Trabajé con Lydia para ayudarla a entender la demencia y las conductas que la acompañan; la animé a buscar ayuda con su familia, un terapeuta o en un grupo de apoyo; le recomendé varios libros que podrían ayudarla a encontrar alegría en el tiempo que pasaba con su madre.

Nuestro primer encuentro positivo ocurrió casi un año después, cuando entré en la sala de exámenes y encontré a Lydia hojeando una revista; ella reía mientras Lillian sonreía. Dijo: "Pensabas que nunca verías esto, ¿verdad?". Le respondí que era una agradable sorpresa. Me informó que las cosas estaban mucho mejor en casa. Entendía más la enfermedad y cómo manejar los días malos, pero aceptó que seguía muy enfadada. Su terapeuta trabajó con ella para que entendiera que, desde adolescente, nunca había buscado tratamiento por la ira hacia su madre. "Mi terapeuta me preguntó por cuánto tiempo más pensaba seguir envenenándome así. Mi madre, obvio, ya no recuerda esa época. El terapeuta me ayudó a ver que ambas hemos hecho las cosas lo mejor que podemos en cada momento. Y hoy también las hacemos lo mejor que podemos. Algo que me ayuda a perdonarme cuando tengo un mal día es recordar que ella no siempre tuvo los mejores días al cuidarme mientras yo crecía, pero no se desquitaba conmigo. Creo que por fin he crecido".

He aprendido mucho como cuidadora de mis hijos y de mi madre. Una de mis mejores amigas tiene una hija con autismo. Ella dice que, cuando la diagnosticaron y se sentía angustiada e insegura, una amiga suya le contó una historia en la que piensa a menudo y que comparte con otras personas que se enfrentan a situaciones abrumadoras:

Una mujer sube a un avión con destino a París y planea todas las maravillas que verá ahí: la comida, la historia, la lengua, la gente, la cultura. Cuando el avión aterriza, se encuentra en Holanda. Tras el desconcierto inicial de no estar donde creía que iba a estar, la mujer tiene que elegir entre lamentarse por no estar en París o explorar las maravillas de Holanda.

Mi amiga tiene una relación hermosa y plena con su hija. Su historia fue clave para que yo desarrollara una relación plena y hermosa con mi "nueva y siempre cambiante" madre. Sé que esta historia también ha ayudado a muchos de mis pacientes y sus familias.

Estrategias para lidiar con las emociones difíciles

Las emociones y realidades del aislamiento, la confusión, la desesperación y la tristeza pueden entrar en nuestra vida, en especial cuando tenemos la responsabilidad de cuidar a otra persona. La práctica de la atención plena (*mindfulness*) nos enseña a "aceptar todo y no rechazar nada". Parece difícil, pero resistirse a una emoción puede hacer que esta se prolongue.

Concéntrate en una emoción o un sentimiento y obsérvalo. Estará ahí, intenso y palpable, pero luego pasará. Respíralo. Siente curiosidad por él. ¿Recuerdas algún otro momento en que te hayas sentido así? ¿Dónde lo sientes físicamente? ¿Es presión en la cabeza, una roca en el vientre, respiración agitada? Esa sensación también desaparecerá. Una vez que la emoción ha pasado, se suele sentir alivio y espacio para aceptar, pensar y planificar.

Cuando experimentaba preocupación, tristeza o aislamiento, me daba cuenta de que, si me concentraba en el sentimiento, podía llegar al momento presente y darme cuenta de que *ahora mismo* yo estaba bien, mi madre estaba bien, mis hijos estaban bien. Me sentía más tranquila y pensaba con más claridad. Seguía sin saber la respuesta o el camino a seguir, pero "en ese momento" me sentía bien.

Lo feo

Las emociones más fuertes son la preocupación, la culpa, la ira y el resentimiento, y pueden llevarnos a la depresión o al maltrato y la explotación. Hay que reconocer la depresión cuando comienza. Los estudios han demostrado que el hecho de cuidar a una persona pone al cuidador en un mayor riesgo de sufrirla. ¿Cómo saber si se padece depresión? Existen algunas pruebas disponibles que pueden ayudarte a reconocerlo. Hazte las siguientes preguntas:

- ¿Tienes problemas para dormir?
- ¿Te sientes triste o desesperanzado?
- ¿Has perdido el interés por las actividades habituales?
- ¿Te sientes culpable?
- ¿Te falta energía?
- ¿Lloras a menudo o te irritas con facilidad?
- ¿Has perdido o ganado peso?
- ¿Te cuesta trabajo concentrarte?
- ¿Has pensado en hacerte daño para evitar estos sentimientos?

Si sospechas que estás deprimido o algunos de estos síntomas han estado presentes durante algunas semanas, es momento de acudir con un profesional de la salud para que confirme el diagnóstico y te ayude. Los terapeutas pueden proporcionarte alguna clase de desahogo y sugerir lecturas o actividades que te ayuden a recuperarte de la depresión y la ansiedad. También pueden sugerir medicamentos si son necesarios. La terapia en combinación con los medicamentos puede ser muy efectiva.

Las emociones negativas sin atender pueden conducir al maltrato o la explotación

Si la preocupación, la ira, la culpa, el resentimiento o la depresión no se abordan, estas emociones oscuras pueden escalar hasta el maltrato o la explotación. El maltrato a las personas mayores tiene muchas formas. Puede ser físico (uso no accidental de la fuerza que provoca dolor o lesiones), emocional (lenguaje intimidatorio o humillante, conducta atemorizante o amenazante, aislamiento), económico (como el uso indebido de fondos o de la firma del individuo para falsificar documentos legales, incluso testamentos) o sexual. El tipo de maltrato más común que padecen las personas mayores —alrededor del 50% de los casos— es el descuido o el abandono. Uno de cada cinco cuidadores (20%) teme volverse violento con una persona a la que cuida, mientras que, según estudios, entre el 5% y el 10% inflige maltrato físico real. Los estudios han demostrado, además, que entre el 40% y el 60% de los cuidadores han abusado verbalmente de su familiar. ¿Qué hace que tantos cuidadores corran el riesgo de convertirse en maltratadores? La ansiedad, la depresión, el aislamiento social y los sentimientos de agobio son causas comunes, aunque también lo son la agresión verbal o física que el propio familiar con demencia llega a desarrollar.

Estrategias para contrarrestar el riesgo de maltrato

Al saber lo común que es el maltrato, entendemos que todos estamos en riesgo. La importancia de reconocer este riesgo es que pone en marcha mecanismos de prevención. Abordar nuestras emociones negativas es primordial.

No me cansaré de repetir la sugerencia de hablar con profesionales.

El libro *Solo una cosa* de Rick Hanson ofrece varias estrategias para cuidar de uno mismo, disfrutar de la vida, construir fortaleza emocional, comprometerse con el mundo y estar en paz. La mayoría de estas estrategias se aplican solo a nivel mental, por lo que no es necesario pasar tiempo fuera de casa. El doctor Hanson recomienda practicarlas para construir fortaleza neural, de la misma manera que el levantamiento de pesas construye los músculos.

Por desgracia, existe poca investigación sobre la prevención del maltrato en adultos mayores. No está claro si comprender los riesgos de abuso es útil para que el cuidador se haga más consciente y ejerza su autocontrol durante los momentos de provocación. Un pequeño estudio realizado en Inglaterra sugiere que proporcionar a los cuidadores un manual que abarque la comprensión de la demencia y de sus conductas, el acceso al apoyo emocional, la modificación de los pensamientos inútiles, el aprendizaje de técnicas de comunicación asertiva, planificar el futuro y aumentar las actividades placenteras puede lograr la reducción de la ansiedad y la depresión en los cuidadores; sin embargo, los comportamientos abusivos no cambiaron en este estudio, el cual quizá fue demasiado pequeño para poder observar tal efecto.

Riesgo de explotación económica

Una última emoción "fea" viene en forma de codicia o explotación. Las personas que con más frecuencia maltratan o explotan a las personas son los familiares. A menudo justifican la explotación con sus cuidados, pero los espectadores objetivos no consideran que estos cuidados sean óptimos. Por ejemplo, ha habido casos de cuidados destinados a prolongar la vida con los únicos fines de mantener una pensión y una vivienda estables, trasladar recursos a las cuentas del cónyuge o de los hijos con la promesa incumplida de proveer programas diurnos estimulantes o mejorar los cuidados en el hogar, y relevos que no se producen por "escasez de fondos". Las personas con demencia han perdido la voz y la capacidad de abogar por sí mismos. Los profesionales de la salud pueden denunciar sospechas de maltrato, pero los recursos, a menudo muy limitados, dictan que solo se atiendan los casos más graves.

Los estudios forenses sugieren que la prevención de limitar el aislamiento social es la mejor manera de proteger a un adulto mayor vulnerable de la explotación económica. En una familia, lo mejor es que el responsable de las finanzas tenga un control secundario. En la mía, mi hermano pedía a los demás su opinión sobre las decisiones que tomaba, tanto como control personal de su brújula moral (que no era necesario, pero decía mucho) como para mantener a más de una persona al tanto de la situación económica de mi madre a medida que su estado se deterioraba.

RECONOCER LA EXPLOTACIÓN
• La historia de Andy y Brett •

Andy tenía una personalidad gregaria, que conquistaba el mundo, cuando lo conocí un año después de su diagnóstico de demencia. Se sentía seguro de que, a medida que los desafíos y las tribulaciones de la demencia se presentaran, los superaría con vigor y valor. Aceptó que al principio tuvo que lidiar con la depresión y la ira, pero ahora deseaba vivir —vivir de verdad— todos los días que pudiera. También planeaba establecer directrices claras sobre cómo quería limitar los cuidados y dejar "que la naturaleza siguiera su curso" cuando la enfermedad avanzara. Hablamos de su necesidad de un apoderado legal que entendiera y aceptara seguir su plan de cuidados.

Estaba casado en segundas nupcias con Brett, una mujer 20 años menor que él, y ya había puesto todos sus bienes a nombre de ella y la había nombrado su apoderada. Sin embargo, ahora Andy tenía algunas dudas, pues confesó que a Brett le habían diagnosticado trastorno bipolar y narcisismo, que su relación era inestable y que casi habían llegado a los golpes en varias ocasiones.

Andy le pidió a Brett que se reuniera conmigo para que pudiera explicarle sus planes y obtener su acuerdo. Brett dijo que no estaba de acuerdo con el enfoque de Andy en relación con la demencia y que ella no iba a ser capaz de mantenerlo en casa una vez que su funcionamiento comenzara a disminuir.

—Sencillamente no estoy hecha para ser cuidadora —dijo.

—Está bien —respondió Andy—. Solo asegúrate de detener mis cuidados cuando yo te lo pida. No viviré una vida larga con demencia, sino que dejaré que me lleve de manera natural.

Brett se rio y contestó:

—Claro que no lo haré. Eso detendría cualquier cheque que llegara.

Aunque lo dijo como si bromeara, la cara de Andy se torció en una mueca de preocupación. Yo le advertí que quizá Brett no era la apoderada más adecuada, ya que no estaban de acuerdo en el enfoque de los cuidados. Andy me había contado desde el principio que quería mudarse a una residencia asistida para aliviar la tensión entre él y Brett, y poder vivir su vida, pero permitirle a ella quedarse con la casa, una parte de su pensión y las prestaciones de salud.

—No me divorciaré de ella pase lo que pase —dijo—. Además, se le rompería el corazón si no la nombrara mi apoderada. Ella cumplirá mis deseos cuando llegue el momento; es solo que ahora mismo está en un período de adaptación.

Mientras Andy se preparaba para trasladarse a una residencia asistida, necesitó una operación. Se recuperó en un centro de rehabilitación y pensó que se mudaría a la residencia asistida de allí mismo, pero Brett canceló la mudanza, pues dijo que la residencia era demasiado cara y que cuidaría de Andy en casa. Fue entonces cuando Andy se dio cuenta de que Brett no iba a cumplir sus deseos. Conversó conmigo y con un coordinador de cuidados confiable sobre si debía conseguir una tutela voluntaria, es decir un tutor legal, y cambiar a su apoderada para protegerse. Brett lo convenció de que siempre podría contar con ella, lo llevaría a donde necesitara ir y lo apoyaría durante todo su proceso de vida con demencia. Ambos volvieron a casa juntos.

Pronto todos las personas de su equipo de apoyo (médicos, trabajadores sociales, musicoterapeutas y arteterapeutas) recibimos el aviso de que ya no nos vería. Después de eso, no volví a saber de él salvo por un amigo suyo, quien me entregó sus saludos, pero también me informó que estaba confinado en casa porque Brett consideraba que salir con él era demasiado complicado.

La siguiente ocasión en la que vi a Andy fue cuando ingresó en el hospital después de una fractura de cadera, cinco años después. Su demencia había avanzado notablemente y había entrado en las últimas fases de la enfermedad. Después de la operación, Brett lo internó en un centro de enfermería especializada. Su plan era que Andy siguiera recibiendo cuidados todo el tiempo que fuera médicamente posible, los cuales incluirían la inserción de una sonda de alimentación de ser necesario.

En un informe reciente de Marguerite DeLiema sobre 53 casos tomados como muestreo en un centro forense especializado en el maltrato a adultos mayores, las "personas de confianza" que habían explotado a un adulto mayor resultaron ser hijos (40%), nietos (8%), otros familiares (4%), vecinos (16%), amigos de toda la vida (4%) y cohabitantes o inquilinos (12%), cuidadores no emparentados (8%), parejas sentimentales (4%) y otras personas que no son de confianza (4%). La explotación se describe como el uso indebido de los fondos de la cuenta bancaria o la tarjeta de crédito de la persona mayor, la transferencia inapropiada de bienes inmuebles, la falsa promesa de rendimientos de inversiones cuando no se pretendía dar ningún rendimiento, la falsa promesa de cuidados a cambio de un pago cuando no se pretendía proporcionar atención, la apropiación indebida de ingresos y activos para beneficiar al perpetrador a expensas de la persona mayor, y la alteración del testamento o el fideicomiso de la persona mayor sin su consentimiento.

De las víctimas, el 68% eran viudas y muchas vivían con el explotador (36%). Según informes neuropsicológicos, el 64% de las personas explotadas fueron aisladas de manera intencional por el agresor y el 20% sufría problemas de salud mental (por ejemplo, trastorno bipolar, abuso de sustancias o ludopatía) o tenía antecedentes penales. Este estudio sugiere que el mejor escenario ocurre cuando el adulto mayor cuenta con una red fuerte y activa de personas que lo defienden.

ASPECTOS PARA RECORDAR

- Los cuidados compartidos, en especial cuando el familiar con demencia está por llegar al final de su vida, están llenos de emociones complejas y mezcladas. El estado emocional del cuidador influye significativamente en cómo se percibe la calidad de los cuidados. Reconocer las emociones que acompañan a los cuidados y trabajar para construir resiliencia ayudan en el largo camino de cuidar a alguien que vive con demencia.
- Los altibajos de los cuidados pueden estar acompañados de muchas experiencias maravillosas y de crecimiento personal.
- Muchas de las emociones difíciles que acompañan los cuidados de una persona con demencia pueden manejarse bien cuando se aplican buenas prácticas de autocuidado: buena nutrición, suficiente sueño y descanso, así como practicar la alegría.

- La relación que el individuo y su cuidador tenían antes del diagnóstico de demencia puede enturbiar la nueva relación y los nuevos papeles. Evita aferrarte a viejas emociones y rencores y, si es necesario, acepta que otra persona podría brindar mejores cuidados.
- Mantente atento a las señales y los síntomas de la depresión. Busca asesoramiento y apoyo a los primeros indicios de que la carga de los cuidados es demasiada. Aprovecha todos los recursos a tu disposición para mantener tu propio bienestar y así poder ayudar con éxito en el cuidado de tu familiar.
- Los maltratos y la explotación no son raros en el cuidado de las personas mayores o enfermas. Toma en cuenta que el aislamiento aumenta la probabilidad de que se produzcan maltratos y explotación. Una red de apoyo plena y vibrante es vital tanto para el cuidador como para la persona que vive con demencia.

PLAN DE ACCIÓN

- Comienza un ritual para traer alegría o felicidad a cada día. Ya sea que cada día empiece con una canción, dediques un tiempo a meditar, rezar o hacer ejercicio, compartas una taza de té y un video divertido en YouTube de un par de minutos, o disfruten de ver fotos de la familia o una escena bonita.
- Comienza a escribir un diario de gratitud y, cada noche, anota una experiencia importante, expansiva o hermosa que haya resultado de tu colaboración en el cuidado de tu familiar.
- Lleva un registro de autocuidado con una lista de control que incluya de dos a cinco frutas o verduras al día, de seis a ocho horas de sueño cada noche, tiempo fuera de casa al menos una vez a la semana y una actividad que alivie el estrés cada día.
- Respeta tu propio temperamento. Si necesitas tiempo para estar a solas, contrata o negocia con alguien para que brinde los cuidados mientras te ausentas. Si necesitas tiempo para socializar, busca un grupo al cual invitar a casa o sal a algún lugar con tu familiar para cumplir con tu necesidad. Si necesitas orden, dedica 15 minutos todos los días a desordenar y despejar espacios en una práctica consciente para poder relajarte en casa. Si tu temperamento no es propicio para la atención directa porque puede volverse verbal o físicamente violento, llama al consultorio del

médico o a algún trabajador social local de manera que puedan discutir opciones para ceder los cuidados diarios a otra persona mejor calificada.

- Al final de tu diario de gratitud, resume los síntomas de la depresión y califícate. Cualquier manifestación de llanto, irritabilidad, insomnio, aumento o disminución del apetito, pérdida del placer en la mayoría de las actividades, sentimientos abrumadores de culpa o inutilidad, disminución de la energía, dificultad para moverse y pensamientos de suicidio debe anotarse. Ponte en contacto con tu médico si algunos de estos síntomas han estado presentes durante más de una o dos semanas, o en cualquier momento en que hayas contemplado el suicidio.

- El último inventario por atender es el de la red de apoyo. ¿Te reúnes con otras personas, ya sea presencialmente o por videollamada? Las interacciones directas son importantes para evitar el aislamiento. Planifica y programa tiempo para relacionarte con alguien fuera de casa al menos tres veces por semana.

LECTURAS Y RECURSOS ADICIONALES

- *Caring for a Loved One with Dementia,* de Marguerite Manteau-Rao. Oakland: New Harbinger Publications, 2016.
  Este libro ofrece un enfoque basado en la atención plena (*mindfulness*) para reducir el estrés cuando se cuida a una persona con demencia. Incluye una visión general de los antecedentes científicos de la atención plena, sugerencias y meditaciones para desarrollar su práctica, y su uso para lidiar con el duelo, los enfoques de las tareas diarias, las actividades y las situaciones comunes cuando se vive con demencia.

- *Solo una cosa: Sencillos ejercicios para desarrollar un cerebro de buda,* de Rick Hanson. México: Nirvana Libros, 2013.
  Este libro de consulta incluye 51 estrategias mentales sencillas para potenciar la actividad cerebral y las emociones positivas. Existen pruebas de que las cosas en las que nos enfocamos cambian nuestro cerebro y lo que el cerebro piensa nos cambia a nosotros. El libro ofrece estrategias sencillas probadas (que podemos adoptar y dominar) para mejorar la paz interior, el bienestar y la resiliencia emocional.

- *Loving Someone Who Has Dementia,* de Pauline Boss. Hoboken: Jossey-Bass, 2011.

  Esta guía ayuda a los cuidadores a lidiar con el estrés y el dolor que acompañan los cuidados de una persona con demencia. Boss, psicoterapeuta especializada en cuidadores que se enfrentan a pérdidas ambiguas (por ejemplo, cónyuges de prisioneros de guerra o desaparecidos en combate, cuidadores de personas con lesiones cerebrales traumáticas o demencia), explica de manera sencilla y directa las diferencias que se presentan cuando un familiar ha desaparecido, pero no se sabe si está muerto, o bien cuando está perdido cognitivamente pero presente de manera física. Aquí se describen las complejidades del afrontamiento y el duelo, así como las estrategias para aliviar esta carga tan poco común.

Referencias

Campbell, J. *El héroe de las mil caras.* Madrid: Atalanta, 2020.

Hoblitzelle, O.A. *Ten Thousand Joys and Ten Thousand Sorrows* [Diez mil alegrías y diez mil penas]. Los Ángeles: TarcherPerigee, 2010.

Capítulo 3
Tomar decisiones por los demás

En muchas enfermedades, cuando llega el final, la persona que las padece toma decisiones sobre cómo tratar —o no tratar— su enfermedad. Con el cáncer, algunos optan por el tratamiento para conservar la vida, sin importar las escasas probabilidades de éxito o lo desgastante de los procedimientos. Quienes tienen problemas de artrosis en las rodillas pueden optar por la reparación quirúrgica y una larga recuperación, mientras que otros solo eligen la fisioterapia o limitan su funcionamiento. Los familiares que piensan distinto pueden presionar e insistir, pero, en última instancia, la persona afectada es capaz de tomar su propia decisión.

Con la demencia no ocurre así. La enfermedad deja al paciente mudo, sea literal o figuradamente, por lo tanto, a medida que deban tomarse más decisiones, es esencial designar a un apoderado o tutor, o a otra persona adecuada para que las tome.

TOMA DE DECISIONES SOBRE LA MARCHA
• La historia de la familia Kenny •

Era mi cumpleaños. Me había tomado el día libre y estaba tirada en la cama, pensando tranquila en mis deseos de cumpleaños (algunos triviales, como los planes para cenar, y otros más serios, como que mi madre falleciera pronto y en paz). Minutos después, como si de algún modo mis deseos ya se conocieran, sonó el teléfono.

Mi madre tenía problemas para respirar; pensé que quizá podríamos hospitalizarla. En pocos minutos ya estaba yo junto a su cama y decidí que no: ella no iría al hospital. En lugar de eso, llamaríamos a un centro de cuidados paliativos para que la ayudaran a controlar sus problemas para respirar. Este suceso conllevó montones de decisiones y consecuencias.

Fue muy difícil ver a mi madre batallar para respirar, aturdida, luchando; sin embargo, también me podía imaginar la escena si se iba al hospital: el ajetreo de la actividad que ella no entendería, las agujas y las máscaras de oxígeno, los nuevos medicamentos y sus efectos desconocidos para su estado tan delicado.

Las decisiones, grandes y pequeñas, recaen en los responsables o los cuidadores. Abarcan desde la decisión de obligar a bañarse a alguien que se resiste con todas sus fuerzas hasta la de utilizar antibióticos en el tercer episodio de neumonía.

Cuando uno está agotado, ¿puede permitirse llevar a un cuidador remunerado al hogar o debe trasladar a su ser querido a un centro de enfermería especializada? ¿Es la hospitalización la mejor opción o debe hacerse todo lo posible para evitar la terapia intensiva? La lista es interminable.

Es posible que tengamos que tomar solos estas decisiones difíciles, a menudo abrumadoras y aterradoras.

En algunos casos, las decisiones pueden o deben compartirse con otras personas, como con uno de los padres, uno o varios hermanos, o el cónyuge. Entonces, las emociones intensas unidas a estas decisiones pueden chocar entre sí, de modo que lo que sentimos se vuelve aún más importante que la decisión.

Una vez tomadas las decisiones, es posible que tengamos que defenderlas o sostenerlas. Mi madre se quedó en casa en lugar de ir al hospital; los cuidadores de su residencia para personas con demencia estaban furiosos conmigo, pues consideraban que estaba abandonándola. Sentían que muchas familias abandonaban sus cargas para que las cuidaran extraños.

Si no hubiera visto durante 25 años a pacientes hospitalizados con beneficios mínimos y la posibilidad de generarles más daños, creo que la presión de los cuidadores del centro habría alterado mis decisiones.

Mi familia me apoyó, pero oí la incertidumbre en sus voces cuando me preguntaron si estaba segura de que ya eran necesarios los cuidados paliativos y su inquietud por cómo nuestra madre había desarrollado esa falta de aliento tan rápido.

Tenemos que aprender a crear apoyo para los momentos de toma de decisiones en nombre de otros, el apoyo que necesitamos para tomarlas y vivir en paz con ellas.

Principios de la toma de decisiones en nombre de otros

Varios argumentos éticos constituyen la columna vertebral de la valoración de las decisiones médicas. Se ha reflexionado mucho, se ha teorizado y se ha luchado jurídicamente en relación con estos enfoques, lo que ha dado lugar a directrices que, aunque variables, nos ayudan a entender qué voces deben estar presentes en la discusión y a cuál hay que favorecer.

Dos de los derechos humanos básicos que valoramos como sociedad son el bienestar y el respeto a la autodeterminación individual. El bienestar individual sugiere que la salud y la seguridad son componentes del bienestar, pero no su totalidad, de modo que solo un individuo puede juzgar su propio bienestar. Los médicos y los profesionales de la salud pueden aportar información y recomendaciones médicas, pero una persona debe sopesar los riesgos y beneficios que tendrán los tratamientos, en todos los aspectos de su vida, al tomar muchas de estas decisiones médicas centradas en el bienestar.

El principio del bienestar individual va acompañado de la autodeterminación individual. Quizá algunas personas deseen recibir información y orientación de otros, pero la mayoría prefiere poder decidir por sí misma, ser dueña de su propia vida. Ambos principios pueden entrar en conflicto cuando alguien toma decisiones (autodeterminación) que no favorecen su propio bienestar. Como sociedad, debemos tener cuidado con dos escenarios: cuando despojamos a otros de su capacidad de decidir cuando aún son capaces de hacerlo y cuando no ayudamos a alguien que ya no es capaz de tomar una decisión. Las pruebas relativas a la competencia de una persona para tomar decisiones son complejas, específicas de cada decisión y, a menudo, inciertas y conflictivas. Por lo tanto, y por desgracia, no existen procedimientos y normas claras para borrar o eliminar los errores en la ayuda para la toma de decisiones. Así que solo nos queda lidiar con los estándares de competencia.

Cuando una persona se encuentra en las últimas etapas de la demencia, su competencia para tomar decisiones médicas ya se ha perdido, de manera casi universal. A continuación, se presenta el marco ético, o los principios de orientación, que suelen emplearse para ayudar en la toma de decisiones por otro, una vez que así se ha determinado (véase el capítulo 4 "Aspectos legales de la toma de decisiones"). Los principios rectores para tomar decisiones son que *a)* promuevan el bien de la persona (interés superior), *b)* se ajusten a lo que la persona decidiría si pudiera (juicio sustitutivo), y *c)* aplicar una declaración de voluntades anticipadas, realizada mientras al individuo se le consideraba competente.

En vista de que pueden surgir discrepancias entre las respuestas a los tres principios rectores, el Código de Ética de la Asociación Médica Estadounidense ordena los principios en situaciones en las que puede aplicarse más de uno: por ejemplo, si una voluntad anticipada clara es válida, esta prevalece sobre el interés superior y el juicio sustitutivo. Las voluntades anticipadas documentadas permiten a las personas mantener el control sobre las decisiones sanitarias en situaciones previstas y en situaciones imprevistas al designar a una persona de confianza para que tome las decisiones en su lugar. De ahí se desprende la ampliación de la autonomía del individuo; si una persona no ha documentado sus preferencias de tratamiento, se pide al sustituto que tome decisiones basadas en las preferencias del paciente y que tomen en cuenta las discusiones y los valores previos. El éxito del juicio sustitutivo depende de la capacidad del sustituto para predecir y respetar las preferencias del paciente.

APRENDER A RESPETAR LAS DECISIONES DE LOS DEMÁS
• La historia de Mimi y Mildred •

Me pidieron que hablara con Mimi, la persona que toma las decisiones por su madre Mildred, debido a la frustración del personal de enfermería. Mildred vivía en una residencia para adultos mayores. Se había mudado 10 años antes, cuando su capacidad de decisión era buena. Le iba bien mientras asistía al programa diurno, pero se ponía ansiosa y temerosa por la noche. Vivía cerca de Mimi, pero no quería vivir con ella ni con un asistente en su casa. Mildred se trasladó a un centro de enfermería especializada y siguió participando en el programa diurno durante varios años, donde encontró alegría y sentido en socializar y apoyar a las enfermeras y ayudantes. Durante las tardes, sostenía largas charlas con las enfermeras y con Mimi sobre la demencia y su avance. Les dijo a todas que quería que sus últimos años fueran tranquilos. No quería que la llevaran al hospital con cada infección o problema que tuviera.

—Eso destroza a la gente —decía Mildred—. Algo ocurre que nunca vuelven a ser quienes eran. Lo hemos visto una y otra vez. No... Eso no es para mí. Cuando esta enfermedad me tenga así, será hora de elegir la paz y la tranquilidad.

Mildred había llegado a esa etapa de la demencia. Sufría ataques repetidos de neumonía, pero Mimi seguía llevándola al hospital. Yo me senté con Mimi y con Jean, la jefa de enfermería, para discutir el plan de cuidados. Después de que Jean revisara con nosotras el estado del funcionamiento de Mildred, le pedí a Mimi que me dijera lo que entendía.

—Mamá está en el final de su demencia y ya no me reconoce. Duerme mucho, pero sonríe mucho cuando está despierta. Contrae neumonía por comer, pero con solo unos días en el hospital, vuelve aquí.

Le pregunté cómo es para Mildred estar en el hospital.

—Es un infierno. Está asustada y se retuerce todo el tiempo. Tienen que atarla. Pero eso es lo que tenemos que hacer para traerla de vuelta aquí.

Le comenté que hay otras opciones además de ir al hospital. Mimi lloró inmediatamente y dijo: —No si la quiero viva. —Yo sabía la respuesta antes de preguntar, porque Jean me la había informado previamente, pero le pregunté a Mimi qué era lo más importante para su madre—: La paz —dijo en voz baja y yo le pregunté—: ¿Y para ti? —La vida —dijo Mimi. Nos sentamos en silencio—. Pero estoy eligiendo por ella, ¿verdad? —Sí —respondí—, estás eligiendo por ella. —Ya veo, pero es tan difícil —dijo Mimi. Jean la abrazó y le dijo: —A ti te ayudaremos con lo difícil y a tu madre con la paz.

La historia de Mimi ilustra lo que puede ocurrir cuando las decisiones del individuo no están alineadas con las elecciones del sustituto. Por fortuna, Mimi se dio cuenta de que sus propios deseos estaban enredados e interferían con los de Mildred. Necesitó tiempo y apoyo para darse cuenta.

¿Qué ocurre cuando no se produce la alineación? A veces, para tomar una decisión se requiere tener la opinión de un tercero imparcial. Los comités de ética de instituciones como hospitales o residencias para adultos mayores suelen ser la primera opción. Los Principios de Ética Médica de la Asociación Médica Estadounidense sugieren lo siguiente:

Consultar a un comité de ética u otro recurso institucional cuando (i) no se dispone de un sustituto o hay un desacuerdo permanente sobre quién es el sustituto adecuado; (ii) no se puede resolver el desacuerdo permanente sobre una decisión de tratamiento; o (iii) el médico considera que la decisión del sustituto: a. claramente no es la que el paciente habría decidido cuando se conocen o pueden deducirse las preferencias del paciente; b. no puede considerarse, de manera razonable, que sea en el interés superior del paciente; o c. sirve más a los intereses del sustituto, o de un tercero, que a los del paciente. (AMA Principles of Medical Ethics: I, III, VIII.)

Cuando no existe ninguna indicación sobre cómo puede decidir un individuo sobre su cuidado, el principio final es basar las decisiones en lo que más le convenga a la persona o en aquello que pueda promover su mayor bienestar. Muchas de las familias con las que trabajo interpretan al principio que se trata de elegir la prolongación de la vida. Después de preguntar y discutir, las familias entienden que el bienestar es más amplio que una simple división entre la vida o la muerte. Aunque no hay consenso sobre la definición de bienestar, el acuerdo general es que incluye la presencia de estados de ánimo y emociones positivas, la ausencia de emociones negativas, la satisfacción con la vida y los sentimientos de plenitud y funcionalidad. Aunque esta lista se creó para entender y medir el bienestar, puede ayudarnos a ampliar nuestra perspectiva cuando tomamos decisiones en nombre de otra persona.

Ser el único que toma decisiones

ESTAR SOLO EN LA TOMA DE DECISIONES Y TENER UN PLAN DE RESPALDO

• La historia de Carrie y James •

Carrie se sentó tranquila en un rincón, el vapor salía de su té. Como profesionista, ascendió de rango más rápido que la mayoría en su campo, tomó cada vez más responsabilidades y sintió la presión de ser "la mejor" o "una estrella". Ella da crédito a su padre por haberle servido como un modelo de empuje, liderazgo y determinación. Ahora, James se debilita muy rápido por causa de la demencia y ya no puede conducir ni vivir de manera autónoma. Su espíritu independiente ha dificultado que ceda la toma de decisiones a Carrie. Ella me pidió que nos reuniéramos y discutiéramos qué hacer, pues haberse convertido en apoderada la dejó abrumada.

Charlamos sobre su lucha por mantener el equilibrio entre preservar la toma de decisiones de su padre, a menudo convincente, y anular aquellas elecciones que carecían de su habitual previsión y juicio. El deterioro de James había obligado a Carrie a aceptar la responsabilidad de tomar las decisiones diarias y sentía esa tensión. —No puedo creer la cantidad de detalles que hay que atender. Sus finanzas, los medicamentos, las preguntas del seguro, encontrar enfermeros a domicilio, rogarles y suplicarles después de que él los despide, buscar alternativas de vida pues él ha empezado a ignorar a los enfermeros a domicilio y a decaer. Todo el mundo me llama. Me interrumpen en el trabajo y nunca llego a casa a tiempo para estar con los niños porque cada noche estoy calmando a papá del drama del día. Sé que tengo suerte porque he podido contratar a algunos enfermeros; sin embargo, no puedo conservarlos por mucho tiempo. La manera de caminar de papá está empeorando y pronto necesitará ayuda para levantarse. Es hora de que se mude, pero él no quiere. Parece que todo esto está por estallar, porque participaré en un congreso internacional y estaré fuera durante 10 días.

Le pregunté a Carrie si tenía a alguien que la apoyara durante todas estas decisiones y cambios. —Ted, mi marido, es estupendo para manejar a los niños, pero no lo agobio con los detalles de papá. —Entonces, le pregunté—: ¿Hay alguien que pueda ayudarte, con quien compartir el estrés o aunque sea solo intercambiar ideas? ¿Tienes un plan de respaldo para tus viajes o para cuando te vayas? —Carrie apoyó la cabeza en las manos y suspiró profundamente.

Algunos familiares agradecen poder tomar decisiones como sustitutos y quizá incluso prefieran ser los únicos que las tomen. Ser el único responsable de la toma de decisiones elimina la preocupación por la comunicación y la comprensión de los objetivos y planes que pueden surgir cuando hay varios responsables. Sin embargo, ser el único también conlleva cargas, como el alcance, la intensidad y la duración de la responsabilidad.

El alcance y la preparación para la responsabilidad de los cuidados

El alcance de la responsabilidad de cuidar de alguien es amplio. En la situación de Carrie y James, a Carrie le preocupaban la economía, los medicamentos, la seguridad, la calidad de vida y la autonomía de su padre, los seguros y la vivienda. Los cuidadores suelen ser responsables no solo de los cuidados físicos, sino también deben administrar la medicación y evaluar los efectos secundarios, con o sin conocimientos médicos, lo cual puede ser muy estresante.

Carol Levine, directora del Proyecto de Familias y Atención para la Salud del Fondo de Hospitales Unidos de Nueva York, escribe en la sinopsis de *Rough Crossings: Family Caregivers' Odysseys through the Health Care System* [Cruces complicados: las odiseas de los cuidadores familiares en el sistema de salud] que los cuidadores se ven obligados a aceptar ese deber por necesidad, aunque la mayoría de ellos quiere cuidar a la persona porque ha sido importante en su vida. Esta tierna preocupación por el familiar es lo que conduce a una mayor ansiedad y un mayor temor por su bienestar. La intensidad de la responsabilidad se deriva de esta falta de preparación. Gran parte de las habilidades para cuidar se aprenden de manera autodidacta, en internet o con la orientación de amigos con experiencia en cuidados de la salud. Los enfermeros de transición de los hospitales y de los períodos de cobertura a domicilio ofrecen capacitación, pero los cuidadores familiares consideran que la preparación que ofrecen es breve e inadecuada. Por último, la duración de los cuidados y la toma de decisiones son prolongadas, lo cual provoca fatiga y agotamiento.

Las responsabilidades adicionales relativas a las necesidades financieras, de seguros y de vivienda también se complican por la escasa preparación. Con frecuencia, los proveedores de cuidados no saben o no comunican bien a los familiares la manera de entender los recursos de la comunidad y de acceder a ellos cuando se necesitan. Se ha demostrado que las iniciativas que han brindado educación y comunicación relacionadas con los recursos comunitarios disponibles reducen el estrés y mejoran la calidad de vida de los cuidadores.

La delegación y el uso de los recursos disponibles ayudan al cuidador (en especial cuando es el único que toma las decisiones) a reducir su tensión y a desarrollar una red y un plan de respaldo para brindar la atención adecuada a su familiar.

La importancia de un plan de respaldo para los cuidados

¿Qué importancia tiene un plan de respaldo? Los momentos de viaje o de enfermedad son inevitables, y el responsable de la toma de decisiones debe estar preparado. La mayoría de las veces, cuando se elige un responsable o apoderado también se nombra a un sucesor o sustituto. La comunicación con el sucesor debe servir para que el paso de la responsabilidad sea fluido en una situación complicada. Los momentos de viaje pueden ser una ocasión excelente para actualizar la comunicación. Si no hay un sucesor disponible, el apoderado debe conseguir a alguien que desempeñe esa función. Algunos candidatos razonables serían un familiar o amigo cercano que se sienta cómodo para desempeñar esta función. Si no hay alguien disponible, los jefes de atención geriátrica, los abogados y los trabajadores sociales son confiables y se basan en códigos éticos para poder fungir como cuidadores. Consulta el Atlas de Cuidados Paliativos en Latinoamérica (https://cuidadospaliativos.org), los recursos de la Secretaría de Salud de México (http://bit.ly/3kJedEA) o la página de la Confederación Española de Alzheimer (https://www.ceafa.es/es).

Compartir la toma de decisiones

Tomar decisiones para el final de la vida puede resultar complejo y agudizar muchos problemas, preocupaciones y detonadores en cada uno de nosotros. Cuando tenemos que incluir a varias personas en las decisiones que se toman en nombre de otra persona, pueden surgir algunas conversaciones persistentes y complicadas. ¿Cuál es la mejor manera de empezar? Comienza por ti y hazte preguntas sobre tus valores, creencias, deseos y temores en torno al final de la vida. Tómate tiempo, espacio y soledad para imaginarlo. Tal vez puedes dar un paseo tranquilo por el bosque, tomar un baño caliente o salir a dar la vuelta en coche. Una lista de control puede ayudarte a localizar algunos aspectos destacados. Consulta el cuadro 2 para preguntas sugeridas.

Cuando hayas hecho esto, tómate un tiempo para considerar las respuestas de tu familiar: ¿Comparte tu perspectiva? ¿Llega a las mismas conclusiones? ¿Qué preguntas deberían hacer a los profesionales de la salud, expertos legales, trabajadores sociales o líderes religiosos para entender las opciones de sus escenarios? ¿Qué historias de vida de tu familiar te ayudarían a responder estas preguntas en su lugar? Sería útil que cada uno de los de los responsables de la toma de decisiones realice un ejercicio similar al considerar su propia vida, para sentir la verdadera profundidad de la pregunta (y que creen un documento para decisiones médicas) de modo que puedan llegar a algunas conclusiones para su familiar.

Cuadro 2. Revisión del final de la vida para ayudar en la toma de decisiones

Concepto	Preguntas	Quién podría ayudar
Valores	• ¿Tienes una idea de cómo te gustaría morir? • ¿Quién estaría contigo? • ¿Dónde estarías? • ¿Cuáles son los límites con los que podrías vivir como guía para quienes deban tomar decisiones por ti? • ¿Hay cosas que te gustaría lograr antes de tu muerte?	Familia Amigos
Legado	• ¿Tienes un legado? • ¿Económico, historias, tesoros? • ¿Cómo y a quién quieres heredarlo?	Familia Amigos
Lo físico	• ¿Hay limitaciones que no podrías tolerar? • ¿Qué riesgos físicos estarías dispuesto a tolerar para vivir por tu cuenta? ¿Capacidad de caminar? ¿Tener privacidad? ¿O la seguridad es tu principal preocupación?	Familia Amigos Profesionales de la salud
Lo emocional	• ¿Qué estado emocional es importante para ti? • ¿Qué sacrificios harías para conservarlo? • ¿Has abordado los problemas que te agobian, por ejemplo, creencias limitantes, adicciones, remordimientos?	Familia Amigos Terapeutas Líderes espirituales
Lo espiritual	• ¿Estás satisfecho con tus asuntos espirituales? • ¿Te sientes a gusto con hacer las paces, con trabajar para perdonarte a ti mismo y a los demás, con renunciar al diálogo interior negativo, con la compasión?	Familia Amigos Terapeutas Líderes espirituales
Finanzas	• ¿Qué tan importantes son los aspectos financiero y fiscal en tus decisiones? • ¿Cuánta carga financiera estarías dispuesto a tolerar para cumplir tus objetivos? • ¿Tienes tus finanzas en orden, incluyendo testamento, seguro de gastos médicos a largo plazo, seguro de vida y plan de gastos funerarios?	Abogados Asesores financieros

Entonces será el momento de reunirse para la toma de decisiones. Algunas familias hacen esto de forma proactiva. Mi madre tuvo la precaución de hacerlo por nosotros. Cada uno de sus hijos teníamos experiencia en áreas muy diversas (derecho, finanzas, medicina, comunicación y asuntos espirituales). Ella delegó responsabilidades a cada uno de nosotros para que entendiéramos qué debíamos aportar como parte de la familia. Nombró apoderados a varios de nosotros para que actuáramos en su nombre a medida que sus capacidades cognitivas se deterioraran. Puede que no siempre estuviéramos de acuerdo en todos los aspectos de sus cuidados, pero fuimos respetuosos con sus deseos de paz, cortesía y experiencia. Nosotros, como familia, mantuvimos los objetivos y deseos de nuestra madre en el núcleo de nuestras decisiones. Sé que esta no es siempre la manera en que las cosas se desenvuelven en todas las familias, pero es un objetivo por el que vale la pena trabajar.

El estrés del final de la vida puede desenmascarar las luchas familiares

A menudo, el momento de la muerte o el declive del patriarca o la matriarca de la familia trae consigo una mala comunicación y conflictos. Los mecanismos de defensa de la negación, los sentimientos reprimidos, la proyección, la intimidación y la ira pueden aflorar. He visto a muchas familias con profundos desacuerdos, que se atrincheran en lo que parece ser un conflicto infranqueable. Cuando el nivel de confianza en una familia es bajo, el momento de las decisiones para el final de la vida añade una abrumadora carga de estrés que intensifica el discurso. Además, la mayoría de las familias se encuentran en algún lugar entre los extremos de mi familia: la previsión y solidaridad de los hermanos de mi madre, y la otra parte de la familia profundamente cerrada y desconfiada. Entonces, ¿cuál es el camino a seguir cuando hay discordia?

La comunicación segura es la clave

Existen varios libros sobre comunicación, en especial sobre la comunicación en momentos difíciles. Recomiendo encarecidamente *Conversaciones cruciales*, de Patterson, Grenny, McMillan y Switzler. En este libro, las conversaciones cruciales se definen como aquellas que se dan entre individuos cuando las expectativas son altas, las opiniones variadas y las emociones intensas. Los autores comparten consejos, experiencias y ejemplos de cómo liderar con el corazón y centrarse en los objetivos, y no en la reacción o defensa ante las opiniones o los ataques de los demás. El libro capacita para observar los momentos en los que se vulneran los sentimientos de seguridad, de modo que uno pueda ser consciente de dónde puede tergiversarse la conversación, en especial al retirarse de la comunicación o atacar verbalmente en lugar de comunicar. Como es necesario sostener conversaciones en torno al final de la vida de un familiar, se requieren estrategias y ejercicios para volverlas seguras para todas las partes implicadas. Los autores esbozan las narrativas que solemos emplear para intentar convencernos de por qué esas conversaciones no pueden ocurrir y proporcionan estrategias para superar estos callejones sin salida. Por último, los autores también incluyen estrategias sobre cómo tomar decisiones cuando no hay una autoridad clara en una decisión, como puede ocurrir en la toma compartida de decisiones.

Varias preguntas ayudan a decidir cómo proceder con claridad. ¿A quién le interesa o quién quiere participar en la toma de decisiones? ¿Quién tiene la experiencia necesaria para ayudar en la decisión? ¿Quién debe estar de acuerdo o cooperar para tomar la decisión, y cuántas personas deben participar? Con las respuestas a estas preguntas, usted podrá decidir si buscar experiencia fuera de su grupo y si las decisiones serán tomadas por uno o por todos. He visto a familias que votan, pero recomiendo encarecidamente que el grupo llegue a un consenso. Aunque no todos estén de acuerdo con todos los aspectos de la decisión, todos deberían estar de acuerdo en que el familiar para quien se están tomando las decisiones lo elegiría. Y si incluso un miembro del grupo no está de acuerdo, recomiendo esperar a las decisiones finales porque, por lo general, es posible hallar intereses en común si a esa persona se le da algo de tiempo y voz.

ESTAR EN DESACUERDO CON LOS DEMÁS AL PUNTO DE ROMPER LAS RELACIONES

• La historia de los White •

Nos reunimos en una gran sala de conferencias para hablar de la información confusa que recibían los White acerca de la evolución en la enfermedad de su padre y sobre si estaba a punto de morir. El parecido físico entre las tres hermanas era tal que parecían trillizas, pero su lenguaje corporal

carecía de calidez o compasión entre ellas. Dos de ellas estaban sentadas con el cuerpo muy tieso y como si quisieran excluir a su otra hermana, Brianna, la apoderada y responsable de la toma de decisiones. Ella se
había esforzado mucho para entender todas las complicaciones médicas
de su padre y para satisfacer la necesidad de control e información de sus
hermanas, quienes se negaban a cooperar con ella o con el equipo de asistencia médica que se había reunido para ayudarlas.

El equipo de asistencia médica hizo preguntas para entender al padre
y su historia, sus deseos y sus anhelos. Bethany y Brooke seguían muy
rígidas y respondían a cada pregunta con lo que querían o criticaban las
decisiones que Brianna había tomado hasta ese momento. En respuesta,
Brianna se erizaba y se defendía. Su esposo Bob le ponía la mano en el
brazo para calmarla y evitar que reaccionara. Las hermanas estaban en-
redadas en un intenso tira y afloja. Después de sentar las bases por un
rato, en el que cada hermana dijo cómo se sentía y el equipo de asistencia
médica confirmó sus percepciones individuales, la conversación pareció
avanzar hacia un lugar en el que fue posible un plan de acción. Pero cada
hermana saboteaba a las demás, por lo que, sin importar lo que pasara con
su padre, el resentimiento y la ira no resueltos persistían. Intentamos hacer
hincapié en que aquel podía ser un buen momento para sanar y apoyarse,
pero persistió la sensación de que aquella no era una conversación segura.
Las hermanas estaban a punto de perder a su padre por la muerte y a su
familia por la ira. El grado de tristeza en la sala era profundo.

Otro recurso excelente para comunicarse con eficacia es *Comunicación no
violenta*, de Marshall B. Rosenberg. Las estrategias que se describen en este
libro ayudarían a la familia White a encontrar un camino hacia la paz y la
conexión. Uno de mis objetivos al trabajar con familias es ayudarlas a tomar decisiones juntos y mantener la unidad familiar, aun cuando no todos
estén de acuerdo. Muchas no necesitarán las percepciones tan profundas de
Comunicación no violenta y podrán llegar a acuerdos con solo utilizar las habilidades revisadas en *Conversaciones cruciales*; pero a las familias con relaciones más complejas y problemas de comunicación subyacentes, los ejercicios
y las ideas de *Comunicación no violenta* les pueden proporcionar una guía
que permita la comprensión y la compasión. La comunicación no violenta
requiere habilidades de lenguaje y comunicación que fortalecen nuestra

capacidad de aprovechar nuestra humanidad, incluso en condiciones estresantes o difíciles. La práctica consiste en expresarnos conscientemente y
escuchar a los demás desde una perspectiva sincera, clara y compasiva, en
lugar de con reacciones automáticas. Las habilidades que se adquieren al
utilizar la comunicación no violenta rompen los patrones de defensa, reti-
rada o ataque ante el juicio y la crítica. Así, los objetivos de todas las interacciones se centrarán en la comunicación sin romper la relación.

Rosenberg nos recuerda que es una norma social aprender estilos de comunicación que resultan hostiles para los demás, como los juicios, las com-
paraciones y las exigencias, por lo que pide que desarrollemos la habilidad de
observar e informar sin evaluar. La evaluación se percibe como una crítica
y cierra la comunicación. Recomienda que expresemos cómo nos sentimos
(una habilidad que la mayoría no domina). Hace poco, me sentí frustrada,
enfadada y negativa porque tenía la esperanza de que a mi hijo lo aceptaran
en un programa de posgrado. Pero cuando hice conscientes estas emociones
negativas tan rápidas y profundas, me di cuenta de que no me había permitido sentir tristeza al ver a mi hijo lidiar con el proceso y la incertidumbre
de que lo aceptaran en el programa. Una vez que sentí la tristeza claramente,
me abrí a apoyar a mi hijo en lugar de enojarme.

Cuando se pueden identificar los sentimientos, la comunicación no violenta anima a hacer peticiones que enriquecen la vida en lugar de peticiones
que "ganan" o "ceden". Brianna mostraba una profunda tristeza y depresión
cuando intentaba moldear sus acciones para complacer a sus hermanas, quienes utilizaban un lenguaje vago que les permitía reprenderla sin importar lo
que dijera. Si Brianna hubiera sido fiel a sí misma y hubiera sido capaz de pedir a sus hermanas que valoraran acciones concretas, como "Me gustaría que
reconocieran que he reunido información de cinco médicos para revisarla
y que, así, todas podamos informarnos y discutirla juntas", eso podría haber
hecho que ellas se dieran cuenta de que tenían algo en común. Si el oyente
es capaz de cumplir con la petición, ese paso debe reconocerse, un gesto que
mantiene la conversación como una forma de dar y recibir. La petición no
puede verse como una exigencia o, de lo contrario, el sistema se romperá.

Es necesario tener empatía, compasión y autocompasión para que las
estrategias de *Comunicación no violenta* funcionen y mejoren la comunicación. El libro describe cómo escuchar de manera empática al mostrar-
se presente, usar el parafraseo, centrarse más en los sentimientos que en
la lógica y explorar conscientemente qué necesidad se satisface con cada
elección (por ejemplo, dinero, aprobación, vergüenza, sentido del deber).

Las reacciones de los demás respecto de las decisiones

ENFRENTARSE A QUIENES NO ESTÁN DE ACUERDO
• La historia de Carmen •

Carmen estaba sentada en una silla con los pies sobre la silla de ruedas de su madre Rosa, quien estaba dormida en la silla, en una posición reclinada para que su cabeza tuviera un buen soporte. Carmen me sonrió cuando me acerqué, pero su expresión cambió a una de tristeza y preocupación al mirar a su madre. Carmen, de tan solo 20 años, había solicitado al tribunal recientemente convertirse en la cuidadora de su madre, en lugar de un abogado. Carmen informó que llevaba años tomando muchas de las decisiones por su madre, pero que antes era demasiado joven para hacerlo legalmente.

—Hay mucho desacuerdo en mi familia sobre lo que es mejor para mamá, así que los tribunales se involucraron. Pero yo sé que ella está al final de su vida y tenemos que dejarla en paz. Mis tíos me llamaron "hija del demonio" y cosas peores cuando insistí en que se mudara a una residencia para adultos mayores. Pero ella ya se ha perdido varias veces. ¿Cómo iba yo a cuidarla si ni siquiera se quedaba en casa? —Carmen continuó hablando de sus dificultades con la familia, agravadas porque su madre era muy joven cuando le diagnosticaron la demencia—. Todos piensan que hay algo que se puede hacer para darle la vuelta a esto, en especial mis tíos. Me dicen que haga que en la residencia encuentren una forma de hacerla comer o despertarla o hacerla caminar. Nadie más que yo tiene el… valor… de ver que esto no puede detenerse. Y nadie más tiene el valor de tomar las decisiones difíciles.

El caso de Carmen ilustra que, para quien toma la decisión, puede resultar difícil dedicar tiempo y energía para comprender la enfermedad y la inevitabilidad de su avance. Ella encontró la fuerza personal para enfrentarse a su familia cuando fue atacada por sus decisiones. Encontró un aliado en un hermano, lo cual, en sus palabras, ayuda. Él no toma las decisiones, pero la apoya con otros miembros de la familia. Dice que con esto le basta. Yo trabajé con un terapeuta para que me ayudara a lidiar con mis sentimientos de tensión cuando me enfrenté a la resistencia que oponían los cuidadores a las decisiones que tomaba para mi madre. Varias de las familias con las que he trabajado han encontrado apoyo en amigos y ministros religiosos. Otros han descubierto que solo los miembros de un grupo de apoyo pueden entender las complejidades de tomar decisiones de vida o muerte en nombre de otra persona en medio de un desacuerdo.

Estrategias útiles para apoyar a la persona que toma la decisión

¿Qué se sabe que puede ayudar a la persona que toma la decisión en momentos de estrés? A veces el lenguaje o los ejemplos de maneras de discutir sus decisiones pueden ser útiles. Una colega utiliza una respuesta definitiva pero amable cuando se le pide que se una a un comité o que añada otra tarea a su ya sobrecargada agenda: "No hay modo en que yo pudiera". ¿Existen formas como esta para contrarrestar a alguien que cuestiona una decisión? Cuando alguien dice cosas como "Nunca podría enviar a mi madre a un hogar" o "¿Cómo puedes [llene el espacio] (por ejemplo, suspenderle la medicación, iniciar los cuidados paliativos, enviarlo a una residencia, irte de vacaciones sin ella)?".

Encontré que una buena respuesta era algo así como "Todas estas decisiones son muy complejas para mi madre y mi familia. Hemos considerado cuidadosamente muchas opciones y nos sentimos cómodos porque esta es la mejor solución para nosotros". La declaración fue positiva y afirmativa, y demostró que se ha tomado en cuenta a un equipo de personas, incluida mi madre. No hubo disculpas ni ruegos ni defensas. Las decisiones de mi familia estaban bien pensadas y eran las mejores en nuestra situación, una situación que, en mi opinión, no tenía por qué considerarse buena o mala.

Afrontar las críticas puede no ser agradable, pero es más fácil hacerlo si tienes confianza en tus decisiones y una buena autoestima. Por desgracia, el estrés de los cuidados puede requerir que estas decisiones se tomen cuando uno está cansado, ha olvidado el cuidado personal y se siente poco seguro de sí mismo. En momentos como este, las críticas pueden hacerte sentir herido, enfadado y confundido. ¿Qué estrategias hay para las críticas cuando uno no está seguro de su decisión? En primer lugar, aléjate de cualquier sentimiento de defensa. Si no te tomas los comentarios como algo personal, tendrás más posibilidades de explorar si hay algo de verdad en la crítica, lo cual puede servir como una comprobación natural de tu elección. Si al evaluar la crítica desde una postura menos emocional sientes que la información es exacta, que no hay ningún malentendido y que el crítico no intenta herir deliberadamente, puedes agradecerle su perspicacia, pasar a recabar más información si es necesario y tomar más tiempo para considerar todas las opciones. Es posible que te apegues a tu decisión original, pero ahora has tenido tiempo para calmarte y deberías estar seguro de que en verdad has explorado todas las opciones adicionales.

ASPECTOS PARA RECORDAR

- Las decisiones sobre las necesidades cotidianas y el final de la vida se dejan en manos de los cuidadores de las personas con demencia porque la enfermedad ha hecho que el individuo no tenga la capacidad de hablar por sí mismo.
- El marco ético de la toma de decisiones por sustitución incluye el bienestar individual y el respeto a la autodeterminación del individuo. De aquí se deriva una orientación hacia promover el bien del individuo, lo cual hace que la toma de decisiones vaya de acuerdo con sus deseos y que se aplique cualquier declaración de planificación anticipada de atención médica que se haya preestablecido.
- Cuando no hay nadie que tome decisiones o hay desacuerdos continuos con las decisiones, los comités de ética institucionales pueden ayudar a resolver el conflicto.
- La educación y el consejo de otras personas implicadas en las decisiones sobre el final de la vida (por ejemplo, consejeros espirituales, abogados, trabajadores sociales, trabajadores de centros de atención u organizaciones) resultan útiles para los individuos y grupos que se enfrentan a la toma de decisiones en nombre de otra persona.
- La toma compartida de decisiones puede desenterrar o intensificar las relaciones y la comunicación tensas entre los miembros de la familia. El uso de estrategias establecidas, investigadas y probadas, puede ser útil para avanzar en la comunicación, y contratar a un mediador cuando sea necesario puede facilitar las discusiones más espinosas.
- Cuando los sustitutos se enfrentan a críticas por las decisiones que han tomado, la información y el distanciamiento de las emociones intensas ayudan a tomar una decisión segura que pueda comunicarse a los demás, aunque no estén de acuerdo.

PLAN DE ACCIÓN

- Utiliza el cuadro 2 para examinar tus propias ideas sobre cómo quieres considerar las cuestiones relativas al final de la vida. Una vez que hayas explorado tus propios pensamientos y opiniones, imagínate en el lugar de tu familiar y vuelve a tratar estos temas desde esa perspectiva y esa experiencia con la demencia. Si estás tomando decisiones con otras personas, pídeles que realicen el mismo ejercicio con el fin de prepararse para una discusión en grupo.
- Si estás tomando solo las decisiones en nombre de un familiar, considera quién podría tomar las decisiones en tu lugar (en caso de emergencia). Luego pregunta y asesora de inmediato a esa persona en lo relativo a la información y los derechos necesarios para el caso.
- Familiarízate con los principios de la toma de decisiones por sustitución, como el juicio sustitutivo y la promoción del bien del individuo.
- Desarrolla una red y mantén una lista de "otras personas" de confianza a quienes puedas recurrir en busca de consejo en momentos de decisiones difíciles: ministros religiosos, consejeros espirituales, trabajadores sociales, recursos de la comunidad (muchas ciudades tienen expertos en servicios sociales para ayudar a entender recursos, abogados, gestores de casos geriátricos). Puedes conocer a personas así en grupos de apoyo, charlas locales, en la institución de protección a adultos mayores de tu localidad o por medio del consultorio de tu médico.
- Trabaja en tus habilidades de comunicación, utilizando los recursos recomendados o con un terapeuta, para mejorar tu capacidad de decisión y mantener tus sentimientos de confianza en este momento difícil.

LECTURAS Y RECURSOS ADICIONALES

- *Conversaciones cruciales,* de Kerry Patterson, Joseph Grenny, Ron McMillan y Al Switzler. Barcelona: Empresa Activa, 2016.
Este libro, lleno de historias, ejercicios y ejemplos, ayuda al lector a comprender la importancia de entablar conversaciones difíciles. Los autores destacan las acciones defensivas más comunes que desvían la buena comunicación. Ofrecen una visión de conjunto sobre cómo determinar lógicamente quién puede ser la mejor persona para decidir cuando haya incertidumbre sobre la autoridad en las decisiones.

- *Comunicación no violenta,* de Marshall B. Rosenberg. Buenos Aires: Gran Aldea Editores, 2013.

  El doctor Rosenberg, psicoterapeuta y educador-innovador en comunicación no violenta, describe los pasos para mejorar la comunicación eficaz, compasiva y sincera. Existen estrategias para la resolución de conflictos y la mediación. Las teorías y prácticas de este libro suelen utilizarse o recomendarse en instituciones para capacitar a las personas con problemas de control de la ira y malas relaciones interpersonales. Los talleres gozan de patrocinio internacional y se encuentran avalados por el Centro de Comunicación No Violenta (www.cnvc.org).

Capítulo 4

Aspectos legales de la toma de decisiones

Muchas familias se ven sorprendidas por los aspectos legales de la toma de decisiones. Sin planificación y preparación legal, es extremadamente difícil manejar las necesidades de atención médica, económicas y los asuntos generales de un familiar. Si no se ha designado un apoderado, los profesionales de la salud se dirigirán al pariente más cercano, que puede o no ser la persona más razonable o confiable para responsabilizarse de la toma de decisiones.

Este capítulo revisa las situaciones legales más comunes a las que se enfrentan las personas con demencia terminal y sus familias y cuidadores, incluidas cuestiones de toma de decisiones, situaciones comunes de seguros y la disolución del patrimonio. Es muy importante tener un plan financiero y un plan legal, y se espera que se hayan abordado en la etapa más temprana de la demencia. Existen varias guías que ayudan a entender los documentos legales que se necesitan o desean, así como a encontrar un abogado que se especialice en la ayuda a las personas que viven con demencia. Como las leyes de cada estado son distintas, es fundamental verificar cualquier comentario general con alguien que conozca las leyes locales.

TENER LOS DOCUMENTOS EN ORDEN
• La historia de la familia Kenny •

Nos sentamos en el despacho del abogado. Mi madre había hablado con mi hermano, que es contador, y le había preguntado cómo podía asegurarse de que ella y su segundo marido no se arruinaran económicamente uno a otro si uno de ellos necesitara cuidados en un hogar para adultos mayores. Por fortuna, ella había iniciado esta conversación desde los primeros momentos de su demencia, lo cual demostraba su austeridad y su sentido práctico. Si no lo hubiera hecho, no habríamos iniciado el proceso de poner sus asuntos legales en orden. No habríamos nombrado a su apoderado, ni hablado de pólizas de seguro de atención médica a largo plazo ni de sus deseos en caso de que se volviera incapaz de tomar decisiones por sí misma. Tuvimos suerte. Casi inmediatamente después de la visita al abogado, la vida de mi madre dio un giro drástico cuando su marido enfermó de gravedad, necesitó cuidados de enfermería especializados y perdió la capacidad de vivir por su cuenta. Tener los documentos legales en orden facilitó las múltiples transiciones que siguieron: la venta de su casa, el traslado a una residencia para adultos mayores, la obtención de cuidados suplementarios, etcétera. Sin estos documentos, habríamos entrado en el indeseable mundo legal de la tutela y la capacidad.

Planificación jurídica

Ante el desarrollo de la demencia, es mejor tratar las cuestiones legales y financieras antes que después, pero muchos solemos involucrarnos demasiado tarde en el proceso de la enfermedad. Por esa razón, en este capítulo se revisan las definiciones y la visión general de las preguntas más comunes. La clave para tomar decisiones legales y financieras reside en los valores sobre la vida, así como en las esperanzas propias, los sueños y temores en relación con la fase final de la enfermedad. Estas conversaciones pueden ser difíciles, pero he comprobado que la mayoría de las personas se sienten aliviadas cuando se les pregunta al respecto y tienen la oportunidad de compartir. La muerte y la agonía suelen considerarse temas tabú, pero una vez que se tiene esta conversación, pueden surgir otras conversaciones significativas y relevantes.

Cuando diagnosticaron a mi madre, la visité y la invité a participar en una conversación íntima. Me aseguré de que alguien cuidara a mis hijos, que la conversación fuera a la mitad del día para que ambas estuviéramos descansadas, y que tuviéramos un lugar privado y cómodo para hablar. Yo empecé hablando de la repentina muerte de mi padre y de cómo fue un *shock* para todos nosotros. Me disculpé por ser tan directa, pero le pregunté si había pensado en su propia muerte. Le dije que quería respetar sus deseos y asegurarme de que los acontecimientos se desarrollaran tal como ella quería que fueran.

Mi madre me había elegido como su apoderada de decisiones médicas, y yo quería asegurarme de conocer la mejor manera de tomar decisiones si ella no podía o cuando ya no pudiera. Ella reconoció que había pensado en ello desde que le diagnosticaron demencia. Después de la muerte de mi padre, se entrenó para actuar como payaso y se presentó de manera voluntaria en residencias para adultos mayores. Hablaba de personas que conoció y que ya no podían hablar, caminar o cuidarse a sí mismas, y de cómo muchas de ellas se veían muy infelices.

Utilizamos esta experiencia como trampolín para discutir las opciones de lo que se podía y de lo que, por el contrario, no se tenía que hacer. Hablamos sobre los cuidados paliativos. Hablamos de los tipos de opciones de vida y de su situación financiera para apoyar esas opciones. Volvimos a confirmar quiénes quería que tomaran las decisiones en su nombre cuando ella ya no pudiera tomarlas (ella encomendó las decisiones legales, financieras y médicas a diferentes personas). Hacía tiempo que había tomado decisiones sobre la reanimación y la intubación, pero hablamos de si había otras situaciones médicas que le resultaban inquietantes o que le provocaran miedo y para las que quizá deseaba tomar una decisión por adelantado.

Cuando se plantean este tipo de cuestiones, muchos de mis pacientes, a diferencia de mi madre, no están preparados para discutirlas. Yo les pido que lo piensen bien y que vuelvan, quizá en compañía de otros familiares, para hablarlo. Es una buena idea que los familiares estén presentes para que dos o más de ellos escuchen mi petición. Incluso les sugiero que vean esto como su "tarea" y recomiendo encarecidamente utilizar el kit de inicio de The Conversation Project del Institute for Healthcare Improvement, fundado por Ellen Goodman y Len Fishman (https://theconversationproject. org/get-started). La "tarea" proporciona el impulso y el kit de herramientas, el proceso para empezar a debatir de forma más abierta el tema tabú de las decisiones médicas y legales. Este kit se centra en los valores y deseos para guiar a aquellos que puedan necesitar ayuda para tomar decisiones sobre el final de la vida.

¿Qué ocurre si la demencia ha avanzado hasta un punto en que el familiar ya no puede expresar con claridad sus deseos? El capítulo 3 "Tomar decisiones por los demás" analiza los principios que deben tenerse en cuenta en esta circunstancia. El aspecto más importante es preguntarse cómo respondería mi familiar a esta importante pregunta sobre el final de la vida. ¿Habló alguna vez de la salud y la vida de otras personas de un modo que diera pistas sobre lo que él o ella querría? ¿Habló alguna vez de películas, libros o personajes célebres de una manera que informara su impresión sobre sus opiniones en relación con las opciones de cuidados para el final de la vida?

Competencia y capacidad: la palabra *competencia* tiene una acepción jurídica que se refiere a la capacidad de un individuo para tomar decisiones. Es un concepto amplio que engloba muchas actividades reconocidas por la ley, como la capacidad de firmar un contrato, preparar un testamento, presentarse a un juicio y tomar decisiones médicas. La deciden los tribunales y se presupone que los individuos son competentes a menos que se demuestre lo contrario. Sin embargo, la palabra *capacidad* se refiere a la evaluación de las habilidades psicológicas del individuo para tomar decisiones racionales, en concreto, la capacidad del individuo para comprender, apreciar y manipular la información, y tomar decisiones racionales. Los médicos, por lo tanto, suelen tomar decisiones sobre la capacidad de una persona para tomar decisiones médicas razonadas y, si la capacidad de una persona es insuficiente, se recurre a otras personas para que la ayuden en la toma de decisiones. A esto se le denomina *incapacidad de hecho*, es decir, una incompetencia de hecho, pero no determinada así por los procedimientos legales. La capacidad no siempre es clara en todos los individuos, sobre todo en los que viven con demencia. En las primeras fases de la enfermedad, uno puede ser capaz de tomar algunas decisiones médicas, pero no todas, según las áreas de la cognición y la función ejecutiva —el conjunto de habilidades mentales que nos permiten organizar actividades, prestar atención y hacer cosas— que estén afectadas. En las últimas fases de la demencia, según se cree, una persona carece de la capacidad para tomar decisiones relativas a la atención médica y necesita un sustituto para la toma de decisiones, como un apoderado general, un apoderado de decisiones médicas o un tutor legal.

Poder notarial duradero y poder notarial duradero para decisiones médicas: el poder notarial duradero para decisiones médicas es un documento que permite nombrar a otra persona para que tome decisiones sobre atención médica en caso de que uno no pueda tomarlas. El individuo da a esa persona (llamada *apoderado*) instrucciones sobre los tipos de tratamiento médico que desea (y no desea) para asegurarse de que se cumplan sus deseos, incluso si tiene alguna discapacidad física o mental que le impida comunicarlas. Si no ha decidido o declarado sus deseos específicos, debe elegir a alguien de su confianza para que tome las decisiones en su nombre. El poder notarial debe hacerse por escrito; la persona nombrada debe ser mayor de edad y no tiene que ser un miembro de su familia. Puede elegirse más de un apoderado de decisiones médicas, ya sea de manera conjunta, de modo que compartan los mismos derechos para la toma de decisiones, o bien sucesiva, de modo que uno tenga los derechos principales y, si no está disponible, otro pueda actuar en lugar del apoderado principal. Los apoderados no están obligados por la ley a actuar, pero si lo hacen, deben seguir los deseos de la persona (si es que los ha manifestado por escrito o verbalmente).

Si tu familiar no ha nombrado a un apoderado de decisiones médicas y está incapacitado física o mentalmente para comunicar sus deseos de atención sanitaria, las siguientes personas, por orden de prioridad, están autorizadas por la ley para tomar decisiones médicas en su nombre: tutor o curador legal designado por un tribunal, cónyuge o pareja de hecho, un hijo mayor de edad, un hermano mayor de edad, un amigo cercano o el familiar que viva más cerca de él o ella. En el sistema de salud, esto suele funcionar bien, pero puede causar estrés y peleas cuando los miembros de la familia no están de acuerdo. Un apoderado de decisiones médicas ayuda a mitigar estas disputas.

El apoderado puede tomar una amplia gama de decisiones en materia de atención sanitaria como, por ejemplo, si se interna a la persona o se le da el alta en un hospital o una residencia para adultos mayores, qué tratamientos o medicamentos debe recibir y quién tiene acceso a su historia clínica. Al apoderado no se le puede responsabilizar por las decisiones que tome, siempre y cuando actúe *de buena fe* y siga las instrucciones de la persona a quien sustituye.

Además del poder notarial duradero para decisiones médicas, una persona puede tramitar un poder notarial financiero o general, el cual autoriza a alguien a tomar decisiones en su nombre en asuntos económicos o de otro tipo. Puede haber un apoderado de decisiones médicas a la par que un apoderado financiero o general. Las personas elegidas como apoderadas pueden ser las mismas o diferentes.

El apoderado, sea para decisiones médicas, asuntos económicos o cuestiones generales, debe elegirse y nombrarse formalmente mediante un documento escrito cuando la persona que lo nombra aún es capaz de tomar la decisión. Los apoderados pueden revocarse y elegirse otros, pero, insisto, esto debe hacerse cuando la persona aún sea capaz de tomar la decisión. Es importante saber que el poder notarial general de un apoderado termina si el otorgante queda incapacitado mentalmente, lo cual hace necesario el uso de un poder notarial duradero, que permanece en vigor incluso en caso de incapacidad mental.

No es necesario un abogado para establecer un poder notarial duradero, pero tal vez lo mejor sea consultarlo antes de planear uno. Hay matices
que deben tomarse en cuenta en relación con las facultades sobre las cuales
ceder el poder de decisión y cuándo.

Tutela o curatela: un tutor es una persona, institución o agencia designa-
da por un tribunal para gestionar los asuntos personales de alguien, como
las finanzas, la vivienda y las decisiones médicas. A veces se utiliza el término *curador* en lugar de *tutor*, o a veces se utiliza *curador* solo para los aspectos
financieros de los asuntos de otra persona. Es posible tener un tutor que
tome decisiones personales no monetarias y un curador que se encargue
de las decisiones financieras, como las inversiones. Las leyes varían según los
estados, pero, en general, la tutela o la curatela se solicita cuando la persona
que vive con demencia se considera incapaz de comprender o comunicar
sus decisiones sobre asuntos personales o financieros y no se ha elegido un
apoderado de decisiones médicas antes de la pérdida de capacidad.

La tutela es un procedimiento legal en el que una persona (el solicitan-
te) demanda a otra (la persona con demencia u otro tutor) por el derecho
legal a tomar decisiones en nombre de la persona con demencia. El tribunal evaluará entonces varias cosas: la idoneidad de la necesidad de la tutela
y el plan de cuidados para la persona. Se realiza una evaluación médica o
psiquiátrica para valorar la capacidad mental de la persona y ayudar a decidir si es apropiada. Además, el tribunal valorará al tutor actual o al potencial
en cuanto al manejo de los asuntos del individuo, incluidas cuestiones financieras, decisiones médicas y necesidades de atención.

Los tribunales nombran al tutor para garantizar que la persona (cuyo
nombre legal es *tutelado*) esté bien atendida y se encuentre a salvo. El tribunal suele nombrar a un familiar cercano, pero pueden considerarse otros
parientes o amigos. Si no hay ningún familiar o amigo disponible, el tribunal nombrará a una persona neutral que esté capacitada para manejar
asuntos de tutela, a menudo un abogado. La tutela suele reservarse para
situaciones en las que no pueden resolverse las diferencias de opinión sobre
el cuidado adecuado. Un ejemplo sería cuando una persona no cree tener
pérdida cognitiva y rechaza la asistencia. Si el individuo se está convirtien-
do en una amenaza para sí mismo o para otros, un miembro de la familia
puede proceder con una solicitud de tutela. El tribunal nombrará un tutor
ad litem para ayudar a la persona, a quien se ha notificado por escrito, para
que funja como un defensor independiente y objetivo durante el proceso
de tutela. El tutor *ad litem* conseguirá un abogado que represente al tutelado

y organizará un examen y una interpretación psicológicos (por lo general, realizadas por un médico). El tutor *ad litem* recabará información del tutelado y de sus familiares, amigos y partes interesadas, y luego informará al juez. El juez decidirá entonces sobre la necesidad de la tutela y quién la ejercerá.

Otro ejemplo de cuándo se puede solicitar la tutela es cuando hay un desacuerdo familiar en relación con los cuidados o temor a la explotación. Se puede solicitar al tribunal que evalúe la idoneidad de una persona en lugar de otra para ejercer la tutela.

Los procedimientos para la tutela permanente son largos y a menudo duran de varios meses a un año. La tutela de urgencia puede solicitarse si se necesitan decisiones rápidas para evitar lesiones o riesgo de daños. Esta es temporal y sirve de puente hasta que se lleve a cabo el procedimiento para determinar la tutela permanente. La tutela es un asunto serio que interfiere con las libertades personales y, por lo tanto, se le considera como último recurso cuando otras alternativas no han tenido éxito. Otras formas de ayuda, como los testamentos vitales, los fideicomisos, la gestión de casos y los poderes notariales, son más comunes y preferidas para brindar una asistencia adecuada a alguien que vive con demencia. Si el tribunal concede la tutela, el tutor es responsable del tutelado y debe informar al tribunal sobre la persona y su patrimonio de manera periódica.

Directivas anticipadas: las directivas anticipadas son instrucciones escritas que proporcionan información sobre objetivos y deseos en caso de estar enfermo de gravedad, moribundo o con una enfermedad prolongada, crónica e incapacitante, como la enfermedad de Alzheimer o las demencias relacionadas. Se preparan cuando una persona aún tiene capacidad mental. El testamento es una de las directrices anticipadas y se centra de manera específica en la reanimación, la intubación y la alimentación al final de la vida. En vista de que un testamento tiene un alcance limitado, se sugiere el uso de un apoderado de decisiones médicas o uno duradero. Esta persona debe ser alguien en quien se pueda confiar para seguir los deseos e instrucciones. La información sobre cómo establecer un testamento, un apoderado de decisiones médicas o un poder notarial duradero (para la atención médica o en general) puede encontrarse en sitios web, en los consultorios médicos y en varias organizaciones que promueven los derechos de los pacientes, como The Conversation Project (https://theconversationproject.org/). Los formularios suelen requerir un testigo y, a veces, un testigo notarial. Se deben compartir copias de esta documentación con el médico y el apoderado de decisiones médicas, así como guardarlas en un archivo propio.

Recomiendo que las decisiones médicas se revisen cada año. Algunos de mis pacientes lo hacen el día de su cumpleaños, otros el día de pago de impuestos (para arreglar todos los asuntos problemáticos de una vez) y otros programan su revisión en el momento de su colonoscopia anual. La creatividad de mis pacientes nunca deja de hacerme reír; muchas personas saben cómo abordar una tarea seria y darle un poco de ligereza. La revisión anual es también un buen momento para ver si el actual apoderado de decisiones médicas aún es una elección acertada. Enfermedades u otras circunstancias podrían haber ocurrido y cambiado su capacidad para ayudar.

Por último, es importante considerar que si la persona pasa mucho tiempo en más de un área (por ejemplo, viaja para ver a sus nietos o se va a una casa de descanso fuera del estado), lo más recomendable será comprobar que los documentos de su testamento vital y el poder notarial para la atención médica sean adecuados en el lugar de su estadía o que estén correctamente llenados para esa región.

El movimiento de voluntad anticipada se ha desarrollado en Estados Unidos y de allí ha pasado a Latinoamérica y Europa con distintas denominaciones y matices. Es recomendable que consulte la legislación local al respecto para conocer los procedimientos y documentación que se requieren para ejercer este derecho.

Planificación financiera

La mayor proporción del presupuesto de un hogar a menudo se destina a la vivienda y al cuidado de la salud; estos dos aspectos son los que quizá cambian de manera drástica para una persona que vive con demencia. Por desgracia, en nuestros planes no solemos considerarlos. Los estudios indican que el 70% de los estadounidenses mayores de 65 años necesitarán cuidados prolongados en algún momento, pero la mayoría no entiende cómo se estructuran o se pagan.

La necesidad de cuidados prolongados tiende a aumentar con la edad y con el hecho de ser mujer (porque las mujeres suelen vivir más que los hombres), así como el vivir solos y tener una o varias enfermedades crónicas que provocan algún tipo de discapacidad. El diagnóstico de demencia supone un riesgo elevado de requerir cuidados prolongados, ya que la enfermedad es crónica pero progresiva y suele ocurrir en personas de edad avanzada.

Por lo tanto, es importante determinar la necesidad de cuidados (cantidad y tipo), y el lugar en el que tal vez se tendrá que estar para recibirlos, con el fin de facilitar la planificación financiera. Para evaluar estas necesidades, consideren quién proporcionará los cuidados y en qué entorno se necesitarán. A partir de estas consideraciones y escenarios, y de la información sobre la situación financiera actual, pueden explorarse planes y opciones.

Tener un seguro o pagar el costo de los cuidados

Los cuidados en la demencia pueden ser caros, tanto de manera directa (costos del equipo médico duradero, medicamentos y productos para la incontinencia) como indirecta (tiempo y gastos de los cuidados informales). Como se describe en el capítulo 8, los cuidadores invierten mucho dinero en gastos personales para cuidar a alguien que vive con demencia, por lo tanto, es importante conocer los recursos disponibles.

Los cuidados se dividen en atención médica y atención personal. La atención médica se paga mediante un seguro.

Seguro médico particular

El seguro médico particular puede proporcionarlo un empleador, obtenerse mediante un sindicato, o bien, se puede contratar por cuenta propia. Es importante conocer los límites máximos de por vida de la póliza y otras limitaciones, pues la demencia tiene un período largo de incapacidad y la cobertura puede no durar todo el tiempo de la enfermedad. También es importante continuar con los pagos para no perder la cobertura. Debido a su deterioro cognitivo, el cónyuge de mi madre no pagó su seguro, lo que dio lugar a largas, pesadas e infructuosas reclamaciones por parte de sus hijas en un intento por enderezar el asunto.

Cuidados prolongados

Los cuidados prolongados son un conjunto de servicios y ayudas para las actividades de la vida diaria, como vestirse, bañarse, comer y desplazarse.

Los sistemas de seguridad social gubernamentales y los seguros particulares no suelen pagar los cuidados prolongados, aunque algunos pueden ayudar con la carga financiera, pero las condiciones son específicas. Aunque no todas las personas con alzhéimer necesitan cuidados prolongados, la mayoría sí, y por su costo, es prudente trazar un plan financiero personal.

Entre las diversas formas de pagar los cuidados prolongados, se encuentran el seguro de cuidados prolongados, las hipotecas inversas, opciones de seguros de vida y las rentas vitalicias.

La elegibilidad para un seguro de cuidados prolongados suele ser limitada, en especial si existen ciertas condiciones médicas, como la demencia.

Una hipoteca inversa es un préstamo sobre el valor de la vivienda que proporciona dinero en efectivo contra el valor de la casa sin necesidad de venderla. Existen normas especiales para poder optar por una hipoteca inversa, entre las que se incluye el uso de la vivienda como residencia principal (lo cual permite disponer de recursos para pagar los cuidados prolongados en el hogar).

Algunas pólizas de seguro de vida tienen prestaciones anticipadas por fallecimiento que permiten un adelanto libre de impuestos del seguro de vida (aunque es probable que estos beneficios adicionales exijan una prima mayor).

Por último, las rentas vitalicias pueden comprarse (por ejemplo, cuando no se tiene derecho a un seguro de cuidados prolongados), de modo que el pago de una sola prima se convierta en una renta mensual garantizada durante un período de tiempo determinado para el resto de la vida. Los impuestos generados pueden ser complicados, por lo que deben revisarse con un asesor financiero, jurídico o fiscal para comprender plenamente las implicaciones de una renta vitalicia.

Medicaid

Medicaid es un programa estatal y federal en Estados Unidos que ayuda a las personas de bajos ingresos a pagar su atención médica, incluidos los servicios de cuidados prolongados y los cuidados de custodia en una residencia para adultos mayores o en el hogar. Con la historia que se presenta a continuación se explica la importancia de buscar una asistencia similar en su país para evitar las preocupaciones de un quebranto financiero por atender una cuestión médica.

¿CÓMO OBTENER LA COBERTURA DE MEDICAID?
• La historia de los Kipling •

Tony sostenía con fuerza la mano de Stella y su propia mandíbula. No estaba hablando, pero sus músculos tensos y sus ojos alerta hacían que pareciera que estaba listo para saltar a la menor provocación. Acababa de informar a la jefa de enfermería de la unidad que se retiraba de ahí y se llevaba a Stella con él para no volver jamás. Stella se había mudado a la unidad dos semanas antes. Durante los últimos ocho años, Tony había cuidado de ella en casa, con la única ayuda de un cuidador pagado. También había visto cómo el personal del centro se esforzaba por entender las necesidades de Stella a medida que la iban conociendo. Aunque el personal le había llamado numerosas veces con preguntas o informes para mantenerlo involucrado y poder proveer el mejor cuidado, cada llamada aumentaba su arrepentimiento de haberla trasladado ahí. El colmo llegó cuando recibió la factura por 45 días de cuidados y entendió que el estado de su solicitud de Medicaid no se conocería sino 90 días después.

Los tres nos sentamos en un sofá, con Stella arropada junto a Tony. Él estaba furioso y se esforzaba por recuperar la compostura. Por fin, todo salió a relucir. —Aquí no la conocen. Creen que tiene convulsiones, pero solo tiembla un poco. Quieren hacerle pruebas, pero ella está bien. ¿Quién va a pagar todas esas pruebas? ¿Van a añadirse a mi factura, como todo lo demás? ¿Cómo voy a pagar esto? Soy un desastre, ni siquiera puedo trabajar. Y si no puedo trabajar, ¿cómo voy a pagar todo esto? Y si Medicaid decide que no va a pagar los gastos, ¿tendré que irme a la quiebra? ¿Perderé mi casa? No puedo más. Es mejor que estemos juntos en casa.

Cancelación del patrimonio después del fallecimiento

La pérdida de un miembro de la familia es un momento de agitación emocional, y es común que haya un período de confusión. No es raro que un cónyuge cuidador me pregunte si está desarrollando demencia. Por lo general, el pensamiento confuso es una reacción de duelo tras el fallecimiento de un familiar. Por desgracia, también es un momento en el que deben realizarse una serie de actividades legales y financieras. Los profesionales de confianza son tus mejores recursos en este momento, ya que es probable que necesites los servicios de un contador, un abogado, un ministro religioso o un terapeuta del duelo para que te ayuden con los problemas emocionales, legales y financieros que conlleva la muerte de un familiar.

Recuerdo que, tras la muerte de mi padre, acompañé a mi madre a varios bancos. Llegué a comprender la importancia de que tuvieran una cuenta conjunta para que ella pudiera seguir pagando las facturas y ocuparse de las tareas cotidianas mientras se decidían los asuntos en el tribunal testamentario. También recuerdo que mi madre cobró un cheque del seguro de vida emitido a su nombre y, por su dolor, no se hizo cargo del asunto adecuadamente. Es importante prepararse desde antes del fallecimiento o identificar a una persona de confianza durante ese período de intensa actividad financiera y legal.

Sucesiones

La sucesión es el proceso legal para probar que un testamento es válido y refleja los deseos de una persona fallecida al identificar e inventariar los bienes del difunto, pagar sus impuestos y deudas, y distribuir el resto entre los beneficiarios nombrados en el testamento o de acuerdo con la ley estatal. El proceso de sucesión es como una plantilla que guía la transferencia de una herencia de acuerdo con las normas específicas creadas por cada estado.

El proceso puede variar según la ley estatal, pero obedece los siguientes lineamientos generales. El testamento, o el tribunal, nombra a un albacea o representante personal, que presenta los documentos ante el tribunal testamentario local. La mayoría de los albaceas cuentan con la ayuda de un abogado para que los guíe en el proceso de sucesión local. El albacea reúne todos los bienes que poseía el difunto (acciones, bonos, cuentas en cada institución financiera donde las tenga, pólizas de seguros, rentas vitalicias, propiedades, etc.) y administra estos activos durante el proceso de sucesión. Por ejemplo, es probable que tenga que obtener un número de identificación de la sucesión ante el Servicio de Rentas Internas (IRS, por sus siglas en inglés) para abrir una cuenta patrimonial, depositar una fianza patrimonial o pagar impuestos. A continuación, el albacea identifica las deudas pendientes que pueda tener el difunto. Por último, notifica a los beneficiarios y acreedores que el deudor ha fallecido.

A los acreedores se les paga con los fondos de la herencia (y las propiedades como bienes), tras lo cual los beneficiarios reciben todo lo que se les haya dejado. Una vez que el tribunal se cerciora de que ya se ha pagado a todos los acreedores, que se ha identificado a todos los beneficiarios y bienes, y que se han pagado todos los impuestos, autoriza que el albacea reparta los bienes restantes entre las personas nombradas en el testamento. Esto no es igual en todos los países.

ASPECTOS PARA RECORDAR

- La clave para tomar decisiones legales y financieras reside en los valores relacionados con la vida y con las esperanzas, sueños y temores en relación con la etapa final de la enfermedad. El kit de inicio de The Conversation Project puede ser útil para esbozar estos objetivos.
- Un poder notarial duradero de decisiones médicas es un documento que permite nombrar a otra persona para que tome decisiones sobre la atención médica en caso de no poder tomar esas decisiones por cuenta propia. No es necesario un abogado para establecer un poder notarial duradero, pero lo mejor es consultarlo en caso de establecer uno. Hay matices que deben tomarse en cuenta en relación con las autoridades a las que se cederá el poder de decisión y cuándo se hará.
- Un tutor es una persona, instituto u organismo designado por un tribunal para gestionar los asuntos personales de alguien, como finanzas, vivienda y decisiones médicas. La tutela es un asunto serio que interfiere con las libertades personales y, por lo tanto, se le considera un último recurso cuando otras alternativas no han tenido éxito. Los testamentos vitales, fideicomisos, gestión de casos y poderes notariales son formas más comunes y preferidas de proporcionar una asistencia adecuada a alguien que vive con demencia.
- Las directivas anticipadas son instrucciones escritas en las que se proporciona información sobre los objetivos y deseos de una persona si esta estuviera enferma de gravedad o moribunda o si viviera con una enfermedad prolongada crónica e incapacitante, como la enfermedad de Alzheimer o demencias relacionadas. Se preparan cuando la persona aún tiene capacidad mental.
- La cancelación del patrimonio a menudo necesita llevarse a cabo mediante un proceso de sucesión. Cada país tiene procesos testamentarios individuales. La mayoría de los albaceas obtienen la ayuda de un abogado para que los guíe a lo largo del proceso sucesorio local.

—————————————— PLAN DE ACCIÓN ——————————————

- Descarga el kit de herramientas en theconversationproject.org. Compártelo con los miembros de la familia y otros responsables de la toma de decisiones para facilitar las conversaciones sobre los objetivos de los cuidados.
- Consulta a amigos, a una institución de apoyo a los adultos mayores y a especialistas en geriatría para que te asesoren en cuestiones jurídicas y financieras. Antes de contratar a un abogado, pide referencias y compruébalas. Verifica, además, que cuenta con la autorización gubernamental que le permite ejercer la abogacía. También asegúrate de revisar y pedir una explicación completa del acuerdo de servicios antes de comprometerte a trabajar con un abogado.

—————— LECTURAS Y RECURSOS ADICIONALES ——————

Existen pocos libros disponibles para guiar en los aspectos jurídicos y financieros de los cuidados para el final de la vida en adultos mayores con demencia. Varios sitios web oficiales parecen ofrecer la mejor información, la más confiable y actualizada.

- Alzheimers.gov (https://www.alzheimers.gov/es)
  Este sitio web, patrocinado por el Departamento de Salud y Servicios Humanos de Estados Unidos, contiene información y material educativo acerca de las definiciones y los tipos de demencia, opciones de tratamiento, planificación, estrategias de atención, finanzas y vivienda, apoyo comunitario y otros tipos de información adicional.

- LongTermCare.gov (https://acl.gov/ltc)
  Este sitio web, también patrocinado por el Departamento de Salud y Servicios Humanos de Estados Unidos, utiliza gráficos, estadísticas sencillas y una interfaz fácil de seguir para comenzar a entender el proceso de los cuidados prolongados: qué son, quiénes los necesitan, los tipos de cuidados prolongados, sus costos y cómo pagarlos. Varios sitios web con vínculos cruzados ofrecen recursos adicionales para entender más a fondo las cuestiones específicas de cada familia.

Capítulo 5

Decisiones médicas complejas

La demencia es una enfermedad incurable. Las etapas finales se caracterizan por una discapacidad cada vez más grave, y las decisiones médicas tienden a ser cada vez más complejas. Es difícil realizar una evaluación precisa del pronóstico en la demencia avanzada, pero trabajos recientes han estimado (por medio de la escala de deterioro global) que el tiempo de supervivencia promedio es de poco más de un año una vez que se han desarrollado déficits de memoria profundos, capacidad verbal mínima, incapacidad para caminar de forma independiente, incapacidad para realizar actividades cotidianas e incontinencia fecal y urinaria. Cuando el deterioro ha alcanzado este nivel, los familiares y cuidadores consideran y eligen centrarse más en el bienestar que en la supervivencia.

DECIDIR UN ENFOQUE LIMITADO
• La historia de la familia Kenny •

La fuerte nevada derribó árboles que se llevaron decenas de líneas eléctricas en toda Nueva Inglaterra; los apagones duraron más de una semana. El centro para la tercera edad funcionaba con un generador de emergencia, pero, aun así, las rutinas cambiaron. Las comidas eran más sencillas, el personal era limitado. Mi madre, que pasaba más de 20 horas al día dormida, percibió el cambio y decidió no volver a probar alimento. Se estaba encogiendo y cada día comía menos. La enfermera del centro de cuidados paliativos me llamó para decírmelo, aunque pude comprobarlo por mí misma. Mi madre se doblaba y fruncía la frente cuando alguien le acercaba una cuchara a los labios; para mí, las señales eran más sutiles, ella convertía sus labios en una línea delgada. Todos cumplimos poco a poco sus deseos y, aunque le ofrecíamos brevemente comida, retrocedíamos cuando nos mostraba sus señales de "No, gracias". Sus visitas al comedor eran más para verme interactuar con sus vecinos que para comer. A veces sonreía ante mis payasadas para entretener a la gente de la sala, pero la mayoría de las veces se limitaba a observarnos como si estuviéramos detrás de un cristal, alejados de ella. Alrededor de un mes después de haber decidido abstenerse por completo de comer, murió en paz.

Aquel fue el último límite de las intervenciones médicas para mi madre. Habíamos renunciado al tratamiento de fibrilación auricular e hipertensión; las intervenciones médicas diseñadas para prevenir accidentes cerebrovasculares eran ineficaces. No le dimos antibióticos para sus infecciones de las vías urinarias porque solo le provocaban dolor abdominal y diarrea. Para el episodio de neumonía que provocó la llamada al centro de cuidados paliativos, en lugar de antibióticos u hospitalización, se utilizaron sueño, sorbos de agua al despertar y jarabe para la tos para tratar los síntomas. Gracias a nuestro enfoque médico limitado, mi madre sufrió pocos de los efectos secundarios inducidos por medicamentos, los cuales sí he visto en otras personas con demencia. Creo que, en última instancia, se benefició del enfoque y los cuidados paliativos, centrados exclusivamente en el control de los síntomas.

La discapacidad es severa y aumenta más en las etapas finales de la demencia. Los profesionales de la salud deberían orientar a las familias sobre la trayectoria de la enfermedad, pero, por desgracia, no suelen hacerlo. No está claro si esto se debe a que no entienden bien la evolución terminal de la demencia, a que sienten una incomodidad personal con la muerte o al énfasis en la curación derivada de su formación. Cuando los proveedores de servicios médicos no proporcionan orientación, puede ser útil que las propias familias aprendan sobre la enfermedad y entiendan sus opciones para tomar decisiones por su cuenta.

RECONOCER LAS ETAPAS AVANZADAS
• La historia de la familia Turning •

Joyce, cubierta por un grueso abrigo de invierno, un gorro y una manta, estaba rodeada de su familia. Su pesada vestimenta no ocultaba sus pómulos, su mirada vacía y su mandíbula floja. Le costaba trabajo mantener los ojos abiertos. Los dos hijos de Joyce, una hija y una nuera parecían preocupados. Uno de sus hijos se notaba enfadado e impaciente mientras se hurgaba la ceja y miraba rápido de un lado a otro entre su madre y yo.

A los Turning les preocupaba que su madre tuviera otra infección de las vías urinarias, pues estaba más adormilada que de costumbre. Aunque Joyce tenía un médico de cuidados primarios y tenía una cita programada para ver a un geriatra la semana siguiente, la familia me había pedido una "consulta urgente" por el agravamiento de su condición. La hija de Joyce empezó por decirme que a su madre le habían diagnosticado demencia hacía ocho años, que había estado en casa con asistencia todo el tiempo y que había recibido cuidados las 24 horas del día, entre enfermeros contratados y la familia, durante los últimos dos años. Por más cuidado que se pusiera en su alimentación, Joyce no dejaba de perder peso y las repetidas infecciones la habían hecho caer en un estado casi comatoso que requería hospitalización, la cual siempre le provocaba delirio y agitación extrema.

Tom, uno de sus hijos, se retorcía mientras su hermana describía la situación y, al final, gritó: —¿Qué se supone que debemos hacer? ¡Esto es una locura!

Le pregunté si ya habían hablado sobre las directivas anticipadas y los planes de cuidados prolongados. La hija de Joyce dijo—: Sí, y no queremos que la resuciten si su corazón se detiene. Tenemos ese documento.

—Tom seguía murmurando mientras el otro hijo de Joyce y su nuera se alejaban de él—. Bien, ¿y qué hay de los planes de cuidados prolongados? —pregunté. Tom resopló y, en voz alta y con frases puntuales, preguntó—: ¿Qué opción tenemos? ¿Qué podemos hacer? ¡Esto es horrible! Tratamos la menor de sus molestias solo para que se ponga peor. La estamos perdiendo. —Apretó la mandíbula y empezó a llorar. Le respondí—: Yo puedo ver que has dado a tu madre los mejores cuidados posibles. Ella tiene todo tu amor y tu apoyo. Ha estado en casa y está cómoda. Pero ha llegado a un estado en el que la *estás* perdiendo. Perdóname si soy la primera persona que te lo dice.

Los otros hermanos también empezaron a llorar, pero pudimos tener una discusión abierta y sincera sobre los siguientes pasos a seguir y los objetivos de los cuidados de Joyce en la fase final de la vida y la muerte con demencia.

Enfoque de los cuidados centrados en la persona

Hemos hablado de los principios de la toma de decisiones en nombre de otras personas para los cuidados en la fase avanzada de la demencia (capítulo 3). El nivel y el tipo de atención deben guiarse por los objetivos acordados por el apoderado de las decisiones médicas y los cuidadores como un equipo. Los cuidadores pueden describir la evolución típica con opciones de tratamiento, de modo que las familias puedan tomar las mejores decisiones para su familiar. Son pocas las opciones de tratamiento evaluadas en individuos con demencia avanzada, por lo que las recomendaciones y decisiones deben hacerse a partir de lo que conocemos o podemos inferir de la información disponible.

La autonomía y el bienestar del individuo pueden estar (o no) en equilibrio con su seguridad, pues son otros los que asumen la responsabilidad ante la pérdida de la capacidad de decidir por sí mismos. Mantenernos enfocados en los deseos —percibidos o declarados— de la persona (lo que se denomina un *enfoque centrado en la persona*) es útil, pero no todos los apoderados de decisiones médicas se sienten igualmente cómodos con el manejo de los riesgos. ¿Puede alguien hacer a un lado su aversión personal al riesgo a la hora de decidir el curso de acción que le resulte más cómodo a su familiar?

A una paciente muy querida le encantaba pasear por el bosque que había atrás de su casa. Durante este tiempo de soledad en medio de la naturaleza, se sentía centrada y reflexionaba sobre sus sentimientos y pensamientos. Cuando empezó a tener problemas para caminar, su esposo comenzó a prohibirle pasear por el bosque y ella cayó en depresión. Al darse cuenta, empezó a acompañarla en sus paseos, pero una parte de su necesidad y de su alegría en el bosque eran justo su soledad y tiempo de reflexión. Su esposo se adaptó, pues la acompañaba hasta un banco que habían colocado en el bosque y se armó de valor para dejarla sentada ahí, sola. Le aterraba que se levantara, caminara y se cayera o se perdiera, pero se dio cuenta de que, si no le permitía hacer eso, ella sufría de otras maneras. Para anteponer el bienestar de ella, él decidió tomar terapia de manera que pudiera aprender a lidiar con el pánico que le causaba este riesgo. Cuando le sugerí en broma que le pusiera una gorra de color naranja brillante para que pudiera reconocerla desde lejos, lo hizo. Dijo que aquello había sido como un regalo del cielo, ya que él podía ver el gorro naranja, sano y salvo en el banco, mientras ella disfrutaba de su tiempo de tranquilidad y soledad.

Padecimientos comunes con enfoques alternativos de cuidados

Comida, alimentación y nutrición

La complicación más común es la alimentación. Ocurre en alrededor del 90% de las personas que viven con demencia avanzada. Además de la incapacidad para coordinar el acto de llevarse la comida a la boca, es común que presenten problemas como "guardarse" la comida en las mejillas, toser y ahogarse durante la deglución, y negarse a comer.

¿Pérdida de peso o solo una menor ingesta de alimentos?

Al evaluar los cambios en la alimentación, primero debemos decidir si existe un problema. ¿Hay pérdida de peso? La pérdida de apetito puede deberse a una disminución del gasto energético. Si hay poco movimiento o actividad, no se necesita tanta comida. Una cantidad de alimento que parecería insuficiente para vivir podría ser adecuada para esa persona. Si no hay pérdida de peso, es probable que baste con solo cerciorarse de que se elijan alimentos seguros y nutritivos, sin preocuparse de que consuma una cantidad pequeña.

Mi madre pasó por una fase en la que comió menos y perdió algo de peso tras una enfermedad aguda durante la etapa media de su demencia. Ella, con nuestra familia como apoyo, utilizó varias estrategias para aumentar su ingesta calórica y nutrimental con el fin de poder recuperar algo de peso. Pero en sus últimas etapas, cuando casi había dejado de caminar, su necesidad de comida era menor. Aunque era un poco difícil no darle un empujón para que diera un bocado o dos en las comidas, ella le hacía caso a su cuerpo y en verdad no necesitaba más comida. Cuando yo olvidaba esto y la presionaba un poco más para que comiera, ella se sentía mal durante toda la noche o se enojaba conmigo sin entender muy bien por qué. Su enfado simplemente era una señal de que yo no debía haber insistido tanto en hacerla comer.

Problemas para masticar y deglutir los alimentos

¿A tu familiar se le dificulta comer? Piensa en todo el proceso de comer. ¿Aún puede utilizar los cubiertos? ¿Sería útil conseguir cubiertos especializados para que pueda utilizarlos fácilmente alguien con artritis o pérdida de memoria? ¿Le queda bien la dentadura postiza? ¿Tiene llagas en la boca o dientes que necesiten la atención de un dentista? ¿Presenta dificultad para deglutir o se ahoga?

Muchos padecimientos que acompañan el envejecimiento y la demencia pueden dificultar la alimentación. Conviene programar un chequeo con el médico o el dentista donde puedas exponer tus observaciones y hacer preguntas directas.

Mi madre tuvo un breve período en el que nada le sabía bien. No podía explicarnos por qué, pero dejó de comer muchos alimentos. Con el tiempo, me di cuenta de que ella sola ya no era capaz de mantener una higiene bucal adecuada. La comida se le atascaba alrededor de los dientes, en la parte posterior de la boca, y una infección por hongos había afectado su gusto por la comida. Una vez que tratamos la infección y empezamos a ayudarla con el cuidado de la boca, recuperó el apetito.

Si los problemas de alimentación persisten aun cuando ya se han atendido las causas reversibles, pueden decidirse opciones de cómo abordar el cambio en la alimentación.

Existen muy pocas pruebas científicas que justifiquen el uso de medicamentos o la modificación de la dieta para mejorar la función o la supervivencia, de modo que es inútil elegir un tratamiento para intentar prolongar la vida.

Problemas con las sondas de alimentación

Entonces, ¿qué se puede hacer? A menudo me preguntan sobre la alimentación por sonda. Los estudios sobre alimentación por sonda en personas con demencia avanzada no han demostrado beneficio alguno en términos de supervivencia, nutrición, prevención de la neumonía por aspiración o curación de las úlceras por presión.

De hecho, la sonda de alimentación puede ser perjudicial por los riesgos asociados. Se requiere un procedimiento para insertar la sonda, y ahí puede producirse una hemorragia o una infección. Una vez insertada, las personas suelen entrar y salir de urgencias por problemas con la sonda, como la obstrucción o la extracción accidental. Varios grupos dedicados al cuidado de la salud han hecho recomendaciones públicas contra la alimentación por sonda, con base en las pruebas y en la opinión de expertos, como el Consejo Estadounidense de Medicina Interna, la Sociedad Estadounidense de Geriatría, la Academia Estadounidense de Medicina Paliativa y la Alzheimer's Association.

ENTENDER EL PRONÓSTICO
• La historia de la familia William •

Melinda y Scott tomaban café en vasos desechables cuando yo entré. Ambos tenían los ojos medio cerrados y parecían agotados. Habíamos planeado reunirnos la semana siguiente para discutir el pronóstico y el plan de cuidados de Óscar, pero habían venido a la ciudad antes de lo previsto para ocuparse de la madre de Melinda, cuyo estado de salud había empeorado y estaba hospitalizada. Melinda acababa de asumir la toma de decisiones en nombre de su padre y había pedido una consulta sobre cuidados paliativos. Óscar comía cada vez menos y había perdido peso. Tosía después de cualquier ingesta de alimentos. No había caminado de manera independiente en más de un año y había sufrido tres desmayos en el baño. Tomaba montones de medicamentos.

Melinda quería hablar del pronóstico, los medicamentos y el plan de cuidados. Sacó una lista de preguntas: —¿Por qué mi padre toma medicamentos para el colesterol? ¿Le van a ayudar en algo? Toma dos medicamentos para la presión arterial, pero se ha desmayado. ¿Serán demasiados? Me han dicho que está bajando de peso, ¿es normal o hay algo que hacer? Sé que no quiere una sonda de alimentación, pero ¿hay otras opciones que funcionen? ¿Con qué frecuencia debe ir al hospital para recibir comida o líquidos si continúa con deshidratación o pérdida de peso?

Elogié a Melinda por su lista tan razonada. Conversamos hasta tocar el tema del pronóstico y le confirmé que Óscar estaba en la fase final de la demencia y que podría recibir cuidados paliativos como posible opción. Saber que la demencia de Óscar estaba avanzada ayudó a responder las preguntas sobre la medicación. Como los agentes reductores del colesterol y la medicación para la presión arterial se utilizan para ayudar a prevenir ataques cardíacos y derrames cerebrales, pueden contribuir a la pérdida de apetito y a los desmayos. Hablamos de la pérdida de peso. Sí, esto es normal con el avance de la demencia. Hablamos de cómo la deshidratación también es normal en las enfermedades terminales como la demencia, y que esto permite que el cuerpo se apague cómodamente sin exceso de secreciones, sudoración, orina y excremento. Melinda me miró con curiosidad: —¿No tenemos que darle de comer? ¿Vamos a matarlo de hambre?

Le expliqué que la comida es un tema con una gran carga emocional y muchos significados. Es el combustible que nuestro cuerpo necesita para funcionar, pero además tenemos una conexión más personal, a menudo espiritual, con la comida. En los momentos tanto de enfermedad como de celebración, nos reunimos en torno a la comida. Pero cuando una enfermedad ha llegado a su fase final, la pérdida de apetito y de peso es una parte normal de la preparación para la muerte, y no tiene nada de malo permitir que esto ocurra sin intervención médica. Hablamos sobre distintas maneras en que podía estar con su padre y centrarse en su conexión personal y espiritual, y no en la comida.

Melinda se sentó y dijo: —Parece que ya no hay necesidad de tener a mi padre hospitalizado. Puede quedarse aquí, rodeado de gente que lo conoce, lo quiere y lo cuidará bien. —Yo estuve totalmente de acuerdo.

La última etapa y el riesgo de aspiración

La mayoría de los profesionales de la salud especializados en cuidados de la demencia recomiendan la alimentación manual. Los objetivos de este tipo de alimentación son muchos, entre ellos, proporcionar alimentos para el placer y el bienestar, y permitir contacto e interacción con otra persona. La alimentación puede provocar aspiración, pero, cuando alguien aspira pequeñas cantidades de comida que se ofrece con todo cuidado, es probable que también aspire secreciones de su boca. Por desgracia, esto es inevitable en las últimas etapas de la demencia, pues los músculos de la garganta ya no pueden proteger bien *cualquier cosa* que salga de la boca para que no entre en las vías respiratorias. El acto de ofrecer comida se hace por gusto y placer, para brindar calidad de vida, y no combustible que la prolongue.

Antibióticos e infecciones

ENFOCARSE MÁS EN EL BIENESTAR QUE EN EL TRATAMIENTO
• La historia de la familia Russo •

El enfado y la frustración crecieron cada vez más entre Abigail, su hija Bárbara y el personal de enfermería. En varias ocasiones, Bárbara señaló la conducta parlanchina y el habla saturada de su madre como evidencia de una infección inminente, pero las enfermeras necesitaban más síntomas objetivos antes de llamar a un médico para que realizara una evaluación y, quizá, dictara nuevas órdenes. Cuando la infección "atacaba", Bárbara se enfadaba y se frustraba porque no la habían tratado días o semanas antes. Del mismo modo, las enfermeras se sentían frustradas porque las acusaba de negligencia cuando no había evidencias objetivas de infección, como fiebre, aceleración del ritmo cardíaco, respiración rápida o somnolencia.

Cuando analicé la situación, vi que Abigail se había deteriorado progresivamente durante el último año por su demencia. Dormía más horas al día, tenía infecciones repetidas, había perdido la capacidad de caminar por sí sola y participaba cada vez menos en su entorno. Cuando hablé con Abigail, ella se despertó, hizo un hermoso y profundo contacto visual y sonrió. Le dije que iba a reunirme con su hija. Ella dijo: —Karen. —Yo le contesté—: No, viene Bárbara. —Sonrió de nuevo y se quedó dormida. Sentí la energía cálida y suave de Abigail y entendí por qué Bárbara luchaba tanto por conservar la salud de su madre. Pero la demencia se estaba llevando su vida.

Me senté con Bárbara y Payton, su hermano e hijo de Abigail, y les pedí que me dijeran qué entendían sobre la condición de su madre. Bárbara empezó a hablarme de su evolución en los últimos años, de su capacidad para intuir cambios en el estado de su madre y su frustración porque no se escuchaba ni se tenía en cuenta su opinión.

Payton tomó la palabra y dijo: —Para ser sincero, veo que mi madre se está apagando. Ella puede ser vivaz conmigo durante unos minutos, pero cuando entro y la observo desde lejos, es muy triste ver cuánto se ha encogido y parece haberse ido. Sé que no estoy aquí tanto como Bárbara, pero no creo que esto sea lo que mi madre habría querido. —Bárbara rompió en llanto al escuchar las palabras de Payton y contestó—: Yo me he preguntado cómo podríamos saber si mamá se está yendo. Sé que estoy cansada, pero ¿eso significa que ya es momento de rendirnos? —Les indiqué las señales que había reconocido de que Abigail había pasado a otra fase y ahora estaba muriendo con demencia en lugar de vivir con ella. Payton alargó la mano y tomó la de Bárbara. Ambos lloraron abiertamente. Payton continuó—: Cambiemos nuestros planes y ayudemos a mamá y a nuestros hijos con esto. Me gusta esa forma de explicarlo... ella está muriendo de demencia ahora. La ayudamos a vivir con ella. Esto nos ayudará a tomar decisiones y a poder decírselo a los niños. —Bárbara miró con ternura a Payton y lo escuchó. Empezó a ver la situación bajo una nueva luz.

Así pudimos abrir la conversación de cómo abordar las infecciones. Bárbara habló de cómo apoyar a su madre, sin antibióticos, cuando notara que se volvía parlanchina y de habla saturada, o presentara cualquier otro síntoma. Hablamos de cómo podría defender a su madre y trabajar con las enfermeras en el control de los síntomas, y que gran parte de ello no requeriría intervención médica, sino humana. Ahora la opinión de Bárbara tenía quien la oyera; la familia de Abigail la ayudaría a morir con comodidad.

Alrededor de dos tercios de las personas presentan infecciones, por lo general de las vías urinarias o de los pulmones (neumonía), durante su último año de vida. Más de la mitad de las personas con demencia tardía a las que se diagnostica con neumonía fallecen por cualquier causa en un plazo de seis meses. Estos datos estadísticos nos muestran que la infección es parte de la fragilidad y el deterioro que acompañan la última fase de la demencia.

¿Por qué las personas con demencia tienen infecciones? Existe toda una serie de razones: el sistema inmunitario se deteriora por la edad y por la reducción de la nutrición; el proceso de la demencia afecta la capacidad de toser para despejar las vías respiratorias o evitar que las secreciones bucales entren en los pulmones; el flujo de orina disminuye, lo cual afecta a la capacidad de eliminar las bacterias de las vías urinarias. Entonces, ¿cuál sería un enfoque razonable de las infecciones? Depende de los objetivos de los cuidados. ¿El objetivo es prolongar la vida, centrarse en el bienestar o encontrar un equilibrio entre ambas cosas? Comprender los pros y los contras de cada enfoque puede ayudar a tomar decisiones.

Centrarse en el bienestar significa tratar los síntomas, sin importar la presencia de infección. Por ejemplo, si hay fiebre, el tratamiento consistiría en bajar la fiebre con medicamentos, colocar una compresa fría en la frente o proporcionar una bebida fría a sorbos. Si hay dificultad para respirar, se puede utilizar oxígeno, un ventilador sobre la cara o medicamentos como la morfina para aliviar la sensación de falta de aire. Cualquier tipo de infección puede causar dolor. Para el tratamiento del dolor, el primer paso es ser consciente de las señales típicas del dolor —que incluyen inquietud, agitación, muecas, gemidos y gritos— y luego administrar el nivel adecuado de analgésicos.

Por lo tanto, el beneficio de aliviar los síntomas es que estos están bien controlados y se evitan las pruebas de diagnóstico. El riesgo de solo aliviar los síntomas es que las infecciones pueden dar lugar a más enfermedades y esto puede acortar la vida. En un estudio sobre la supervivencia y el bienestar en individuos con demencia avanzada que tenían neumonía, quienes recibieron antibióticos vivieron unos nueve meses más que quienes no los recibieron, pero registraron un mayor malestar. En cambio, no hay pruebas de que el suministro de antibióticos para una infección de las vías urinarias prolongue la supervivencia de las personas con demencia avanzada. Lo que sí se sabe es que *presuntas* infecciones del tracto urinario suelen recibir antibióticos (81% de las veces) cuando no hay evidencia clara de una infección significativa, por lo que se ha vuelto norma sobretratar con antibióticos falsas infecciones.

Beneficios y riesgos de los antibióticos

¿Cuáles son los beneficios de administrar antibióticos? Los antibióticos tratan las infecciones causadas por bacterias; los medicamentos antivirales, las infecciones causadas por virus. El beneficio de los antibióticos es el tratamiento de la infección, la cual curan o, por lo menos, evitan su propagación. Sin embargo, esto también tiene riesgos: pueden prescribirse sin justificación y provocar efectos secundarios graves. Sarpullidos (que pueden ser tan extensos como una quemadura grave), diarrea, náuseas y fiebre son los más comunes.

Para evitar la administración injustificada de antibióticos, es necesario realizar pruebas para detectar la infección. Esto puede requerir un análisis de sangre o de orina. Cuando se administran antibióticos sin las pruebas adecuadas, las infecciones sospechosas se sobretratan; este es el escenario común en aquellos con demencia avanzada porque las pruebas pueden ser desgastantes. El sobretratamiento contribuye a que las bacterias resistentes a los antibióticos sobrevivan, prosperen y acaben por causar lo que se denomina *superinfecciones*. Los centros de enfermería especializada (si no es que la nación entera) hoy enfrentan una crisis de organismos multirresistentes a los antibióticos, lo cual hace que el tratamiento de las infecciones verificadas sea cada vez más difícil. El porcentaje de individuos con demencia avanzada que viven en un centro especializado y presentan colonización por organismos multirresistentes en nariz, vejiga u otras mucosas es de alrededor del 66%. La hospitalización frecuente propaga las cepas de organismos resistentes en otros pacientes del hospital y en la comunidad.

Pruebas para detectar infecciones

Para analizar adecuadamente la orina en busca de una infección, es necesario seguir técnicas asépticas, como limpiar la zona genital justo antes de orinar y recolectar la orina en medio del chorro. Si esto no es posible, por ejemplo, cuando alguien no puede seguir estas indicaciones u orinar cuando se le pide, como ocurre con frecuencia en las personas con demencia, es necesario realizar un cateterismo para obtener una muestra adecuada. Sin embargo, el cateterismo no está exento de riesgos. Puede *provocar* una infección si se realiza sin una técnica aséptica o si la inserción del catéter causa una pequeña lesión en el frágil tejido de la uretra. Por estos motivos, la sospecha de infección suele motivar la administración de antibióticos, aunque, según criterios clínicos, se justifica en menos del 20% de las ocasiones.

Además, los adultos mayores suelen tener las vías urinarias colonizadas por bacterias (es decir, las bacterias viven en el tracto, pero no causan un proceso infeccioso), lo que hace aún más difícil la decisión del tratamiento cuando este se enfrenta a un cultivo positivo y síntomas imprecisos. Las personas con demencia avanzada son especialmente susceptibles a la colonización, tres veces más que las personas sin demencia. Los criterios clínicos pueden utilizarse para ayudar en la decisión de tratar o no, pero los criterios para las infecciones del tracto urinario dependen en gran medida de los síntomas informados, que son poco confiables en individuos con demencia avanzada, a menudo incapaces de comunicarse verbalmente.

Las pruebas de neumonía (por medio de síntomas como fiebre, tos, respiración acelerada y hallazgos radiológicos positivos) son más precisas que las pruebas de infección del tracto urinario. Aun así, la proporción de infecciones respiratorias que cumplen con los criterios clínicos mínimos es de solo un tercio y el sobretratamiento aún es la norma.

Los efectos secundarios del uso de antibióticos en individuos frágiles de edad avanzada con demencia no siempre se identifican con claridad y pueden ser difíciles de comprobar. También suele ser difícil determinar si los síntomas reconocibles se deben a los antibióticos. La diarrea después del uso de antibióticos se reporta en alrededor del 45% de quienes viven en las residencias para adultos mayores. Efectos secundarios como náuseas y pérdida de apetito son difíciles de cuantificar en personas con capacidad de comunicación limitada. Cuando pacientes frágiles y de edad avanzada, pero sin problemas cognitivos, me han informado de estos problemas, me han ayudado a entender algunos de estos efectos secundarios más sutiles, aunque reales. Varias personas me dijeron que no podían terminar un tratamiento de antibióticos por las náuseas, la pérdida de apetito, los calambres abdominales, el insomnio y los dolores. A pesar de que esta *evidencia* es solo anecdótica, mis años de práctica centrada en adultos mayores de 80 años me han inculcado respeto por los posibles efectos secundarios de los tratamientos con antibióticos.

El uso de antibióticos para síntomas vagos en adultos mayores que viven con demencia es la norma. No está claro si esto lo impulsan los profesionales de la salud o los cuidadores. Lo que se sabe es que el personal de salud asesora a solo el 33% de los familiares en relación con las infecciones en la demencia. Cuando se dan estas conversaciones, el sobretratamiento de síntomas vagos con antibióticos es menos común.

Tratamientos de prevención y modificación para otras enfermedades crónicas

UTILIZAR EL BIENESTAR COMO GUÍA PARA LAS PRUEBAS E INTERVENCIONES
• La historia de la familia Jensen •

El señor Jensen se trasladó a una residencia tras dos meses de idas y vueltas entre el hospital y los centros de rehabilitación. Su frágil esposa y sus tres hijos solidarios Laurie, Anna y Oliver habían estado con él, a menudo día y noche, durante estos últimos meses. Intentaron ayudarlo, consolarlo y calmarlo, ya que cada transición causaba estragos en su estado mental. Laurie describió el estado cognitivo de su padre a lo largo del último año, consciente de que en ese momento lidiaba con el delirio, mientras yo intentaba evaluar su etapa anterior de demencia.

En los 10 meses que precedieron a sus repetidas hospitalizaciones, su padre había perdido la capacidad de hablar, dormía más y se relacionaba menos. Había empezado a perder peso, no por la dificultad para tragar sino porque se dormía en la mayoría de las comidas y no estaba interesado en los alimentos cuando se le ofrecían. Su padre tenía dos cánceres diagnosticados, ambos en remisión, pero unos ganglios linfáticos agrandados recién encontrados en su abdomen sugerían un nuevo cáncer. La familia había optado por detener la evaluación de los ganglios porque "mi padre es tan mayor que ya no piensa bien y estas hospitalizaciones son muy duras para él".

Hablamos más a fondo para poder entender cómo se sentía la familia en relación con las intervenciones médicas a la luz del avance de la demencia y el posible tercer cáncer. Laurie quería aprender más sobre la demencia. Les comenté que la demencia es una enfermedad terminal pero que, al igual que el cáncer, puede tener un largo período de cronicidad en el que se vive bien y, aunque requiere cierta adaptación, la persona funciona bien. También de forma similar al cáncer, cuando la demencia avanza, con señales y síntomas más prevalentes, dejar de lado las intervenciones médicas puede ser la mejor manera de vivir bien y permitir una muerte natural.

Con los cánceres como guías de su pensamiento, Laurie reconoció que la demencia de su padre había avanzado, pero no estaba segura de hasta qué punto. Aunque intentaríamos tratar el delirio, la familia podría decidir limitar los cuidados de su padre una vez que la etapa de demencia estuviera mejor definida. "Todos hemos luchado por hacer demasiado o demasiado poco. Es reconfortante saber que bien podemos no saber qué hacer. También es reconfortante saber que podemos tomar una decisión ahora y considerar otras después. He estado tan obsesionada con tener respuestas que no vi que es aceptable no saber".

El tratamiento continuo de los estados de una enfermedad crónica o para la prevención de la enfermedad es una cuestión que suele plantearse cuando se aborda la demencia desde una óptica paliativa. Muchos familiares, y a veces incluso los médicos, preguntan por qué me molesto en "hacer olas". El número y el tipo de medicamentos que suelen prescribirse a las personas de edad avanzada y cerca del final de la vida pueden ser bastante agobiantes. Con la demencia, esta carga aumenta aún más. Cada medicamento conlleva el riesgo de interacciones farmacológicas, y cualquier medicamento o intervención tiene reacciones adversas potenciales. El mero hecho de administrar —y tomar— medicamentos puede ser problemático. Un día me senté en la mesa de mi madre en el comedor mientras observaba cómo los demás residentes luchaban con el amargor de los medicamentos triturados antes de comer. No es de extrañar que muchos hubieran perdido el apetito para cuando se les ofrecía la comida.

Medicamentos para prevenir enfermedades

Un enfoque sistemático puede resultar útil para muchas familias cuando se enfrentan a estas cuestiones. En el caso de los tratamientos que previenen la enfermedad, la interrupción del tratamiento es relativamente fácil. Dado que los medicamentos utilizados para prevenir un ataque al corazón o un derrame cerebral disminuyen esos riesgos en el largo plazo, no se produce ningún daño agudo por suspenderlos. Pocos estudios han abordado esta situación, pero uno que analizó las estatinas, utilizadas para reducir el colesterol, concluyó que su interrupción era segura y daba lugar a una mejora en el bienestar. Lo anterior sugiere que los tratamientos para el colesterol alto, la presión arterial y la prevención de accidentes cerebrovasculares pueden interrumpirse en la inmensa mayoría de las personas.

Medicamentos que tratan una enfermedad crónica establecida

¿Qué ocurre cuando se utilizan medicamentos para tratar una enfermedad? Pienso en la propia demencia. ¿Hay lugar para un tratamiento medicamentoso de la demencia cuando la enfermedad está en su fase final? Un consenso de 12 especialistas en cuidados geriátricos y paliativos consideró que el uso de estos medicamentos en las últimas fases de la demencia no brinda un beneficio continuo. Del mismo modo, es probable que el tratamiento de la hipertensión ya no sea necesario, pues sus objetivos son evitar problemas a largo plazo en los riñones, el corazón o el cerebro.

Hace poco me preguntaron si se debía continuar la cistoscopia en un caballero con antecedentes de cáncer de vejiga para vigilar una posible recaída. Su esperanza de vida era de menos de un año por su demencia en fase avanzada. Su familia no habría reanudado el tratamiento para el cáncer de vejiga si este reaparecía, por lo que el valor del procedimiento era, en el mejor de los casos, cuestionable. No tenía síntomas de problemas en la vejiga ni sangre ni dolor ni dificultades para orinar. Recomendé que se suspendiera la vigilancia por cistoscopia y la familia estuvo de acuerdo.

Preguntas para ayudar en la toma de decisiones sobre la medicación

Para ayudar en la toma de decisiones sobre los tratamientos o procedimientos que se van a continuar cerca del final de la vida, me parece útil hacer una serie de preguntas: ¿La interrupción del tratamiento causa un daño inmediato? ¿Puede brindar alivio? ¿Someterse a pruebas cambia el curso de los cuidados? Si no es así, ¿hay alguna otra razón para realizar la prueba? Preguntas como estas pueden ayudar a los familiares a resolver muchas situaciones. Por ejemplo, ¿qué hay que hacer si una persona tiene una fractura de cadera? El traslado al hospital para una intervención quirúrgica puede estar justificado para limitar el dolor en alguien que es relativamente activo, pero, para alguien que permanece en la cama, el tratamiento con medicamentos para el dolor puede ser la mejor alternativa.

Traslado al hospital

Cuando las afecciones médicas se agravan, el traslado al hospital es la respuesta típica. ¿Pero tiene que ser así? Las causas más comunes para el traslado al hospital de personas con demencia en fase avanzada son las infecciones, aunque los brotes agudos de enfermedades crónicas (como las pulmonares o la insuficiencia cardíaca) también pueden justificar el ingreso. Si una sonda de alimentación forma parte del plan de cuidados, casi la mitad de los traslados a urgencias se deben a complicaciones imprevistas, como los desprendimientos o los bloqueos.

Riesgos y beneficios de la hospitalización

Los beneficios de la hospitalización en la demencia tardía no están claros. Las hospitalizaciones están plagadas de pruebas e intervenciones desgastantes y costosas. Los entornos hospitalarios, en general, no están exentos de riesgos importantes para los pacientes con demencia avanzada; casi siempre desarrollan delirio, lo cual da lugar a restricciones físicas o médicas que pueden desembocar en llagas, aspiraciones, estrés psicológico y, potencialmente, la muerte. Detrás de la decisión de ingreso en una residencia para adultos mayores, se han registrado problemas como sobrecarga del cuidador, estrés psicológico y aumento de la depresión. También he presenciado que el trauma de una hospitalización aguda provoca más angustia al familiar cuidador, quien observa el delirio y a menudo recibe consejos médicos, a veces contradictorios, de múltiples profesionales de la salud.

Planificación anticipada de los cuidados para enfrentar las posibles afecciones que más se atienden con hospitalización

La planificación anticipada de los cuidados puede ayudar a reducir las hospitalizaciones. Las infecciones respiratorias son la causa más común de traslado a los hospitales, pero también pueden manejarse en un centro de enfermería especializada o en una residencia. Si los objetivos de los cuidados (la prolongación de la vida o el bienestar) se discuten antes de una enfermedad aguda, puede adoptarse un enfoque más dirigido hacia el bienestar.

Mi madre permaneció en su residencia para adultos mayores sin una sola hospitalización los dos últimos años de vida, a pesar de las infecciones del tracto urinario, las neumonías, la pérdida de peso y otras enfermedades comunes que sufrió conforme avanzaba su demencia. Se libró de muchos efectos secundarios de los medicamentos y procedimientos médicos.

Cuidados paliativos

Los cuidados paliativos son tanto un enfoque de los cuidados como una prestación de salud. El enfoque paliativo es un cuidado que se centra en el bienestar y la dignidad de la persona en sus últimos meses de vida, e incluye a las familias y a los cuidadores. La atención suele centrarse en aliviar el dolor u otros síntomas agobiantes, a la vez que se impulsa la calidad de vida en lugar de tratar o intentar curar la enfermedad subyacente. Como el dolor o el malestar puede ser físico, mental, espiritual o existencial, el enfoque de los cuidados paliativos requiere un equipo que incluya a personas con experiencia en medicina (médicos, enfermeras y auxiliares sanitarios), terapia (trabajadores sociales, terapeutas y ministros religiosos) y descanso (voluntarios, familiares). Una reseña reciente sobre 43 ensayos aleatorios controlados en relación con los cuidados paliativos descubrió que el enfoque paliativo mejoraba la calidad de vida, reducía la carga de síntomas de la enfermedad y mejoraba la planificación anticipada de los cuidados y la satisfacción tanto de los de pacientes como de los cuidadores.

ASPECTOS PARA RECORDAR

- La demencia es una enfermedad incurable; es adecuado cambiar el enfoque de los cuidados hacia el bienestar en la etapa final.
- Una alternativa al enfoque curativo o al suplementario en los cuidados es el enfoque paliativo o centrado en los síntomas.
- La nutrición o la alimentación pueden cambiar para ofrecer los alimentos a la persona más para su placer que para satisfacer las necesidades nutrimentales de conservación de la vida. El enfoque puede ser reunirse en torno a la comida más por la convivencia y el amor que por las necesidades nutrimentales del cuerpo.
- En las personas con demencia terminal, el tratamiento de las infecciones con antibióticos no prolonga la vida, o no de manera significativa. El tratamiento de síntomas, como la fiebre, las dificultades para respirar o el dolor, es una alternativa suave y evita los posibles efectos secundarios de los antibióticos. Suspender los medicamentos preventivos o para el tratamiento de enfermedades crónicas es adecuado al final de la vida con demencia. Así se evita la carga excesiva de medicamentos y se pueden priorizar los medicamentos para tratar síntomas.

- Las hospitalizaciones al final de la vida son comunes, pero dan lugar a molestias, intervenciones, traumas, complicaciones y costos excesivos. La mayoría de los cuidados paliativos pueden prestarse desde casa u otro lugar de residencia con comodidad y una mejora en la calidad de vida.

————————————— PLAN DE ACCIÓN —————————————

- Si tu familiar ha entrado en la última fase de la demencia, inicia o continúa las conversaciones con todos los implicados en la toma de decisiones para establecer los objetivos de los cuidados —de conservación de la vida o paliativos— y un marco temporal apropiado para volver a revisar (cada mes, cada semestre, después de cada hospitalización) los objetivos de los cuidados entre todos.
- Revisa las áreas en las que se puede modificar el enfoque: alimentación, infecciones, medicamentos para enfermedades crónicas, hospitalizaciones y uso de cuidados paliativos. Pregúntate: ¿Interrumpir el tratamiento o enfoque causará un daño inmediato? ¿Puede el tratamiento o enfoque proporcionar alivio? ¿Seguir con las pruebas o continuar con el enfoque puede cambiar el curso de los cuidados? Si no es así, ¿hay alguna otra razón para realizar la prueba o continuar con el enfoque?

————————————— LECTURAS Y RECURSOS ADICIONALES —————————————

- *Dementia Beyond Disease,* de G. Allen Power. Baltimore: Health Professions Press, 2014.
El doctor Power propone centrarse en el bienestar de quienes viven con demencia y de la sociedad que los apoya. Sostiene que el cambio de óptica de un modelo biomédico a uno vivencial ampliará y mejorará las decisiones y los cuidados para las personas que viven y mueren con demencia. Afirma que los verdaderos expertos en entender la enfermedad y las necesidades de atención son quienes viven con demencia y que el resto de nosotros debemos ser sus discípulos.
   Los capítulos revisan los dominios del bienestar: identidad, conexión, seguridad, autonomía, significado, crecimiento y alegría. El enfoque en el bienestar puede abordarse en el período al final de la vida y permitir una existencia plena y satisfecha. El capítulo sobre la conexión

es especialmente significativo, ya que explora la eliminación del enfoque médico hacia el final de la vida.

- *Ten Thousand Joys and Ten Thousand Sorrows,* de Olivia Ames Hoblit-zelle. (Véase p. 67).
  Hob y su mujer Olivia son practicantes del budismo. En este hermoso libro sobre el proceso de la enfermedad de Alzheimer, cuando a Hob le diagnostican la enfermedad, ambos hacen un pacto para vivir cada día juntos con la mayor atención y sinceridad posibles, y relatan las alegrías y las penas que experimentan, juntos y por separado. El libro da lugar a los actos de aceptar la muerte y de honrarla de una manera consciente y amorosa.

Capítulo 6

Decisiones sobre los lugares de atención

Si hay que elegir dónde vivir y cómo modificar la situación vital con los cambios que conlleva la demencia, es mejor hacerlo con anticipación. Pero esto no siempre se hace ni es posible. Alrededor del 70% de las personas mayores de 65 años necesitarán algún tipo de cuidados prolongados, ya sea que se los proporcionen sus familiares en casa o cuidadores remunerados, o que los reciban en algún programa o centro. La cifra se acerca al 100% en el caso de las personas a quienes se ha diagnosticado con demencia. Este capítulo destaca las opciones de vida y los problemas, compromisos, promesas y dificultades comunes que acompañan las diferentes opciones de residencia para quienes viven con demencia.

DETERMINAR EL ENTORNO VITAL ADECUADO
• La historia de la familia Kenny •

Me subí al avión para acompañar a mi madre desde el hospital en el Medio Oeste hasta Nueva Inglaterra, para que viviera conmigo o cerca de mí. Cuando recibí la llamada de que estaba en el hospital, emprendí una búsqueda rápida y furiosa para encontrar el siguiente lugar adecuado para ella. Pasé noches sentada en la mesa de la cocina con mi marido, y discutimos opciones para convertir el comedor en un dormitorio y añadir una ducha en el medio baño del primer piso. ¿Cómo afectaría eso a la familia? ¿Cómo afectaría mi capacidad de trabajo? ¿Podría yo estar segura de encontrar un servicio confiable de atención suplementaria a domicilio? ¿Mi madre, con lo sociable que era, estaría demasiado aislada en un entorno doméstico? ¿Habría alguna residencia que se adaptara a sus necesidades? ¿Necesitaría un centro de enfermería especializada? Había al menos cien enfoques diferentes. Yo misma había dicho esto a decenas de familias a las que había asesorado. Ahora me enfrentaba a la decisión de cuál era el mejor camino a seguir. Cada camino estaba plagado de una serie de problemas, compromisos, promesas y dificultades. Para las primeras etapas de la enfermedad, ya habíamos dado el paso a la asistencia con un apoyo suplementario cada vez mayor. Pero las necesidades de atención de mi madre seguían aumentando y necesitábamos un enfoque nuevo.

Determinar qué tipo de cuidados prolongados necesita una persona con demencia depende de una serie de recursos: familia y amigos, finanzas, estado físico y mental en el momento del diagnóstico, historial de servicio militar, seguro médico y capacidad de la familia para modificar el hogar… y estos son solo algunos de los factores que hay que tener en cuenta para determinar el mejor lugar de residencia. Se necesita buscar un equilibrio para poder alojar a una persona con diagnóstico de demencia con otros miembros de la familia, y ese equilibrio debe reevaluarse a medida que avanza la enfermedad. Incluso los planes que estuvieron bien pensados al principio pueden requerir cambios cuando las cosas no funcionan. A veces, es necesario tomar una nueva decisión sobre un nuevo lugar de atención, un descanso temporal o la integración de apoyo adicional del exterior.

Lugar de residencia

Hogar

HACER ADAPTACIONES PARA FACILITAR LA VIDA EN CASA
• La historia de John y Jay •

John, un abogado jubilado, había acudido a mí para recibir atención durante alrededor de 20 años. Siempre había sido una persona sistemática y metódica, pero ahora me decía que su memoria estaba fallando. "Estoy seguro de que usted no se da cuenta, pero yo sí". Tenía razón. Los exámenes y las pruebas neuropsicológicas detalladas no detectaron déficits, pero su memoria y algunas pruebas de funcionamiento ejecutivo solo alcanzaron un rango medio. John se cuidaba bien físicamente. Llevaba una dieta saludable para el corazón, caminaba a diario y realizaba entrenamiento de fuerza y ejercicios de equilibrio. Él sabía que necesitaba hacer planes para vivir su vida como quería. Comenzó a adaptar su casa para una transición gradual a vivir en una sola planta, amplió el baño del primer piso y modificó el comedor para que, en caso necesario, un día pudiera servir de dormitorio.

John pensó mucho en quién podría convertirse en su cuidador a medida que él fuera decayendo. Quería estar seguro de que fuera alguien en quien pudiera confiar para seguir su plan de cuidados y que respetara sus deseos y su dignidad hasta el final de su vida. Invitó a Jay, su hijo mediano, a vivir con él. Jay estaba desempleado y reconocía que había tomado algunas malas decisiones en su vida. Él se dio cuenta de que esto le daría la oportunidad de reparar la relación con su padre, a la vez que podría dedicar tiempo y recursos en tomar algunos cursos en línea para obtener un título avanzado. John y Jay desarrollaron muchos intereses en común, compartían el cuidado del perro, se ejercitaban juntos y planificaban comidas elaboradas.

Conforme John se volvió menos capaz de participar en estas actividades y tomar decisiones, las experiencias comunes previas guiaron a Jay para saber qué hacer. Por ejemplo, cuando John empezó a deambular por la noche, Jay ajustó el horario de los ejercicios, adaptó unos antifaces para John, colocó un inodoro junto a su cama y modificó su horario para eliminar el tiempo de pantalla por la noche. Además, Jay trabajó en la comunicación y los enfoques no farmacológicos para cada comportamiento problemático que surgía y realizó hábilmente los cambios pertinentes con excelentes resultados.

Jay encontró esparcimiento con otros miembros de la familia y en sus estudios. John pudo evitar la medicación mientras se deterioraba. Se trasladó al comedor a medida que su capacidad para caminar desaparecía. Su hijo fue un cuidador comprensivo y abordó la alimentación y el cuidado personal con paciencia y amor. La familia no dejó de reunirse semanalmente para apoyar a John y dar apoyo social a Jay. John murió tranquilo en casa, seis años después de que Jay se mudara con él.

El deseo de vivir en casa es la petición más común de las personas con demencia o de sus familias. Permanecer en casa puede acarrear muchos beneficios, pero como cualquier elección, también hay que tener en cuenta otros muchos problemas. La mayoría de las personas comienzan su odisea con la demencia en casa, pero deben estar dispuestas, junto con su familia, a cambiar el plan si este no funciona.

Preguntas que ayudan a decidir si estar en casa es lo adecuado

Tal parece que sobra decir que la comodidad y los recuerdos son aspectos positivos de permanecer en casa. Sin embargo, como médica, suelo enfrentarme a retos que dificultan la permanencia en el hogar. Una buena manera de abordar estas decisiones es con una serie de preguntas:

¿Se adapta el hogar a las necesidades de la persona con deterioro cognitivo y funcional? ¿Se puede entrar y salir de la casa de manera segura? ¿Hay escaleras o acceso para sillas de ruedas? ¿Puede la persona con movilidad limitada tener acceso al exterior a través de ventanas, porches o patios? ¿La cama es accesible o está en otro piso al cual no puede llegar una persona con debilidad creciente?

¿Es fácil realizar las actividades cotidianas de cuidado personal en el hogar? ¿Ducharse o bañarse? ¿Vestirse? ¿Hay espacio o capacidad para que los cuidadores puedan utilizar la cama o el baño para ayudar a quien lo necesita? ¿Puede modificarse el hogar para solucionar alguno de estos problemas?

¿La persona con demencia es introvertida o extrovertida? ¿La soledad del hogar será reconfortante o aislante? ¿Lo será para el cuidador principal?

A menudo me sorprende lo mucho que la gente lucha por quedarse en casa, aunque no sea lo mejor para ellos o para sus cuidadores. Estas discusiones suelen producirse en las primeras fases de la demencia, pero muchas personas han permanecido en casa hasta las últimas fases de la enfermedad o hasta la muerte.

Recursos necesarios para permanecer en casa

La permanencia en casa a menudo depende de los recursos, de la habilidad para manejar cualquier conducta que pueda surgir de la demencia y de las necesidades de otras personas que vivan ahí. Para combatir el aislamiento, que es una queja común de quienes se quedan en casa, puede ser útil ponerse en contacto con organizaciones de voluntarios que puedan proporcionar compañía. Para ayudar en las innumerables tareas, tanto domésticas como las de atención a las necesidades de la persona con demencia, se puede contratar o negociar ayuda. La mayoría de estos servicios debe pagarse con recursos propios, aunque hay algunas subvenciones que pueden ayudar a cubrir los costos. Busca algún programa gubernamental o intenta contactar alguna organización de asistencia o sin fines de lucro. Cuando surgen necesidades de atención médica, se puede recurrir a los servicios de enfermería a domicilio, por ejemplo, para ayudar en el cuidado de las heridas.

Brindar los cuidados en casa tiene el beneficio de una atención más holística para la persona con demencia, lo cual evita tratamientos médicos que bien podrían ser innecesarios. Pero, ¿cuáles son los problemas y las dificultades de proporcionar cuidados en casa? Las necesidades de cuidados personales aumentan con la pérdida funcional. Las personas que ayudan en el cuidado de un familiar con demencia pueden sufrir una tensión financiera debido a la pérdida del salario. La carga emocional también puede acompañar los cuidados primarios. Por último, tanto la persona con demencia como el cuidador principal corren el riesgo de sentirse aislados. Si los rigores del cuidado se vuelven severos, el cuidador podría caer en depresión, ansiedad, aislamiento social y percepción de carga. También aumenta el riesgo de maltrato y violencia.

Casas de retiro o residencias para adultos mayores

Si los cuidados en casa no son posibles por conductas problemáticas o porque el domicilio no puede modificarse para adaptarse a las necesidades continuas, los centros de retiro o de asistencia son a menudo una opción. Las residencias para adultos mayores ofrecen alojamiento, además de apoyo para el cuidado personal y otros servicios como transporte, alimentos y limpieza. Suelen tener personal las 24 horas del día (aunque algunos centros no). Algunas casas de retiro tienen personal con conocimientos especiales sobre la demencia y ofrecen programación, formación del personal y apoyo a los residentes para las necesidades derivadas de la demencia. Algunas otras se adaptan al envejecimiento en el lugar y permiten que las personas y su familia puedan contratar cuidados adicionales remunerados a medida que avanza la demencia y aumentan las necesidades de atención.

Los servicios disponibles en este tipo de hogares y residencias son variados. Del mismo modo, la estructura de precios varía según el lugar. Debes hacer preguntas para saber qué cubre la tarifa diaria y qué otros servicios están disponibles por un costo adicional. Mi madre, por ejemplo, se trasladó por primera vez a una residencia en la que se requería independencia para bañarse, vestirse, ir al baño y caminar. Como familia, sabíamos que ella no iba a permanecer mucho tiempo en este entorno conforme su demencia avanzara. Sin embargo, ella deseaba este traslado inicial para estar cerca de un amigo, tener acceso a un servicio religioso diario y poder salir a otros lugares gracias al sólido apoyo de transporte. Sus medicamentos los guardaban en una clínica y se los administraban a diario por una tarifa adicional. Mi madre odiaba que otra persona se encargara de su medicación, pero cedió a nuestras preocupaciones cuando le mostramos, con toda suavidad, las pruebas de su incapacidad para manejar sus medicamentos por sí sola. Esta residencia también ofrecía una excelente programación para el nivel inicial de deterioro cognitivo de mi madre: había clases de arte y ejercicios, proyectos de servicio comunitario, grupos de discusión de libros, club de *bridge* y otras excelentes oportunidades de socialización. A medida que las capacidades cognitivas de mi madre se deterioraron, ya no pudo participar en estas actividades, pero sí en un programa diurno para adultos. Por desgracia, por aquella misma época, mi madre empezó a deambular y a caerse. Entonces supimos que sus días de permanencia en esa casa de retiro estaban contados.

Comenzamos pues a explorar otras residencias que pudieran adaptarse a las necesidades especiales de las personas con demencia, como la deambulación. Buscamos un entorno que le permitiera envejecer en el lugar al permitir cuidados suplementarios y servicios de cuidados paliativos cuando el deterioro de su funcionamiento sobrepasara los recursos proporcionados por la comunidad de cuidadores de la residencia. No todas las casas de retiro permiten esto, lo cual significaba que podría ser necesaria otra transición de alojamiento cuando aumentaran las necesidades de atención. La residencia que elegimos tenía una limitación para cargarla (si mi madre necesitaba la ayuda de más de una persona para cargarla en los traslados, tendríamos que proporcionarle cuidados suplementarios las 24 horas del día). Así que asegúrate de comprobar las restricciones de cualquier instalación que hayas considerado antes de hacer la mudanza, para que después no te tomen por sorpresa.

Los servicios y costos de las residencias varían: considera muy bien las necesidades de tu familia

La Asociación Estadounidense de Personas Jubiladas (AARP, por sus siglas en inglés) ha elaborado una lista de comprobación para evaluar y comparar las casas de retiro y de la tercera edad (http://assets.aarp.org/www.aarp.org_/promotions/text/life/AssistedLivingChecklist.pdf). Estas deben evaluarse con base en su experiencia en el cuidado de la demencia y en su capacidad para adaptarse y acomodarse a las conductas y el deterioro funcional habituales en la demencia. Cuando busques una residencia que añada servicios especiales para las personas con demencia, amplía el cuestionario para preguntar con qué niveles de demencia pueden apoyar, quién evalúa el nivel de salud y el funcionamiento cognitivo en caso de haber restricciones, qué tipo de apoyo proporcionan para las actividades de la vida diaria, qué actividades se ofrecen para las personas con problemas de memoria y cuál es el nivel de formación del personal.

Por último, una consideración importante a la hora de elegir una residencia son los costos. Los cuidados en estas instalaciones rara vez están contemplados dentro de un seguro médico. El seguro de cuidados prolongados puede cubrir una parte del importe, pero deben cumplirse las restricciones y el pago de deducibles.

Centros de atención especializada

CONSIDERAR LAS NECESIDADES FÍSICAS Y EMOCIONALES DE TODA LA FAMILIA
• La historia de la familia Nowak •

La señora Nowak y su hija Julia estaban sentadas, envueltas en abrigos, acurrucadas y con cara de susto. Nos acomodamos en las sillas y nos quitamos los abrigos, pero el lenguaje corporal de ansiedad se mantuvo. Julia comenzó diciendo: —Mi padre está cada vez más enfermo. Tanto mis padres como mi familia vendimos nuestras respectivas casas para mudarnos a una sola que incluyera un departamento para ellos y así poder ayudar a mi padre a medida que avanzara su demencia. Pero es demasiado para todos nosotros. Es demasiado para mí y... Mamá, por favor, déjame decir esto... es demasiado para ti.

De inmediato, la señora Nowak comenzó a llorar. Julia continuó: —Mamá es tan infeliz que ha perdido su sistema de apoyo en su antigua ciudad. Las necesidades de atención de mi padre no dejan de aumentar y ella se está agotando. Soy enfermera y conozco los hechos: está enfermando por cuidar a mi padre. Ella necesita... Tenemos que considerar la posibilidad de mudarnos, antes de que esto la mate. —Moví mi atención hacia la señora Nowak, le di un pañuelo de papel y le pregunté—: ¿Usted qué piensa de todo esto? —Ella respondió—: Entiendo lo que dice Julie, pero ¿cómo puedo hacerlo? Se siente como si... —Le costaba trabajo encontrar las palabras adecuadas—. ¿Cómo si lo abandonara? —le pregunté. Ella me miró a los ojos y dijo con suavidad y tristeza—: Sí. Hemos estado casados demasiado tiempo como para dejarlo a estas alturas. Puedo hacerlo. Sé que puedo, y entonces él estaría más seguro. Es solo que no puedo ni imaginar cómo se sentirá cuando no pueda volver a casa.

Sus palabras me ayudaron a hacerle las preguntas indicadas para guiarla a aclarar lo que necesitaban su marido y su familia, incluyendo cómo podía seguir ayudando a su esposo y manejar la transición de su casa a un centro de atención especializada. Durante nuestra reunión discutimos la dinámica de la familia y no solo lo que se requería y era posible para los cuidados físicos, emocionales y el final de la vida del señor Nowak, sino también lo que la señora Nowak necesitaba para realizar esta transición.

Era el momento de que su esposo se trasladara a un centro que pudiera atender sus necesidades físicas de manera amable y competente, para que ella y su familia extendida pudieran dedicar su energía a brindarle apoyo emocional y espiritual.

Deben considerarse muchos factores (necesidades físicas y emocionales de la persona que vive con demencia y de quienes la cuidan) para elegir un centro de cuidados prolongados o de atención especializada, tal como puede verse en la discusión de la familia Nowak. Una vez tomada la decisión del traslado, la familia sigue siendo un factor importante en los cuidados mediante la defensa, la toma de decisiones y el apoyo emocional a la persona que vive en la residencia para adultos mayores.

Elección de las instalaciones

La defensa de tu familiar comienza con la elección del mejor centro posible. Por difícil que sea, ten presente que existen recursos para ayudarlos. Empieza por decidir los principales objetivos de tu familia. Por ejemplo, el enfoque de los cuidados, la proximidad para las visitas, el apoyo a una necesidad o comportamiento en particular y la afiliación religiosa. Comprender y llevar a cabo todo el proceso puede resultar intimidante. Si deseas que alguien te "guíe", puedes consultar el sitio web en español de la American Association of Retired Persons (AARP) (https://www.aarp.org/espanol/recursos-para-el-cuidado/elegir-hogar/info-2019/como-encontrar-un-hogar-de-ancianos/?intcmp=AE-CRC-TOSPA-TOGL-ES%20.html) y explorar también otro apartado del mismo sitio (https://www.aarp.org/espanol/recursos-para-el-cuidado/prestar-cuidado/info-2016/hogares-ancianos-vida-asistida.html?intcmp=AE-CRC-ENDART3-ES).

También busca en tu región iniciativas gubernamentales y organizaciones que promuevan el cuidado de las personas mayores.

En cada una de estas fuentes puede encontrarse información más detallada sobre la elección de un centro de cuidados prolongados. Además de estas listas de comprobación, es importante recordar que durante la visita deben centrarse en lo que vean, huelan y sientan. Habrá personas que muestren las señales típicas de demencia avanzada, como gritar o pedir ayuda, dormir en las sillas y tener incontinencia vesical e intestinal. Observen cómo las enfermeras y el resto del personal reaccionan ante los residentes y entre ellos. Fíjense en la actitud y el enfoque de quienes van a cuidar de su familiar. Aquí es donde adquieren importancia las preguntas de la lista sobre la rotación del personal o las horas extras obligatorias. Si los miembros del personal están sobrecargados de trabajo, les resultará difícil brindar una atención compasiva. Si los colegas son amables entre sí, también lo serán con los residentes.

Otra forma de elegir una residencia para adultos mayores puede ser consultando sus derechos en los sitios de las organizaciones dedicadas a la protección de los derechos humanos en tu país. En América Latina y España puedes buscar en el sitio web de la Organización Panamericana de la Salud (https://www.paho.org/es/envejecimiento-saludable) y las guías del Programa de Adultos Mayores de la Organización Iberoamericana de Seguridad Social (https://oiss.org/adulto-mayor/guias-de-programas-de-servicios-sociales/).

Después de la mudanza

Cuando el familiar se muda, su defensa continúa. Visítalo y anima a otros a visitarlo. La interacción con el personal les ayudará a conocer mejor esta otra faceta de su familiar por medio de anécdotas o de su interpretación de la comunicación no verbal. El personal del centro donde se quedó mi madre charlaba con ella sobre sus nietos y sobre mí mientras la cuidaban, lo cual hacía que sus interacciones fueran más significativas y tiernas. También aprendieron cómo mi madre utilizaba sus cejas para comunicarse, como una directora de orquesta. Determinado movimiento de la ceja derecha significaba, sin duda, que había que dejarla tranquila y darle un poco de tiempo. Cuando el personal aprendió eso, su higiene bucal se hizo mucho más fácil para todos. Si las cosas van bien, los cumplidos y las celebraciones se agradecen. Cuando mi hija y yo horneábamos galletas juntas, empezamos a hacer dos tandas: una para nuestra casa y otra para la casa de mi madre.

Si las cosas no van como quisieras, es buena idea hablar de la situación con la jefa de enfermería o el responsable a cargo. Si no se pueden hacer cambios o las condiciones no mejoran, hazte presente para observar y documentar lo que ocurre. Es posible que tengas que ponerte en contacto con alguna organización que promueva los cuidados prolongados en tu localidad para obtener orientación sobre los derechos de tu familiar, así como sobre las normas de protección estatales y federales.

Modificación de los planes a medida que cambia la situación

Relevo

CREAR APOYO, UTILIZAR RECURSOS
• La historia de Sheila y Faye •

Sheila, una experta en finanzas, estaba preocupada por su madre Faye. Había hecho un viaje de más de 1 600 kilómetros para ver cómo se encontraba después de que la hospitalizaran por una caída. Para su sorpresa y consternación, encontró pruebas de la demencia que Faye le había estado ocultando durante sus frecuentes llamadas telefónicas: alimentos caducados y escasos, limpieza doméstica deficiente y facturas atrasadas. Era evidente que Faye ya no podía vivir sola, y Sheila hizo que la dieran de alta del hospital para llevarla a un centro de enfermería especializada en su ciudad. Por desgracia, Faye no "encajó" bien allí. En general, había conservado su capacidad cognitiva, pero su raciocinio estaba deteriorado. Este cuadro cognitivo "irregular" hacía que vivir sola no fuera una opción.

Sheila decía sentirse inepta para ocuparse de todas las necesidades de cuidados de su madre: estimulación, comunicación, visitas, economía, incluida la solicitud de las prestaciones del Título XIX de la Ley del Seguro Social. Siempre se sentía culpable de no haber trasladado a su madre a su propia casa. Describía el miedo y la confusión que sentía sobre cómo lidiar con la demencia de Faye y todo lo que conllevaba, además, esta era la época más difícil del año debido a su horario de trabajo. Le pregunté si había alguien que pudiera ayudar. —Tengo dos hermanas y hay seis nietos. —Le sugerí que empezara por ahí—: ¿Podrían los nietos ayudar con la estimulación? ¿Puede alguien investigar sobre el Título XIX? ¿Sería posible que una de tus hermanas se convirtiera en la experta en comunicación? —A medida que hablamos más, nos enteramos de que Sheila tenía contactos con los coordinadores de atención geriátrica de su zona—. ¡No sé cómo podría pedírselos! —se sonrojó un poco al escucharse. Le dije que mucha gente se olvida de empezar a crear una red de apoyo o no sabe cómo hacerlo—. Sí, ni siquiera pensé en detenerme, buscar y utilizar mis recursos. Reconozco que me daba un poco de vergüenza y temía que mi madre se opusiera. —Esta respuesta es de las más comunes.

Cuidar a una persona con demencia es todo un reto. Cuando alguien ha llegado a las últimas etapas de la enfermedad, la energía y la paciencia pueden agotarse. El relevo del cuidado proporciona descansos para ayudar a restablecer la energía o el equilibrio, de modo que la colaboración en los cuidados del familiar pueda continuar de manera saludable.

Relevo: temprano, frecuente y regular

En su mejor forma, el relevo se solicita de manera temprana y frecuente para brindar cuidados compartidos y apoyar al cuidador principal. Uno puede tardar en sentirse cómodo de compartir los cuidados de un familiar, ya sea por culpa, cuestiones económicas, miedo o por muchas otras razones. Pero cuando se hace, las recompensas son muchas. La persona con demencia es más feliz y más sana, al igual que las personas que colaboran con el cuidado, porque se sienten frescas, realizadas y equilibrada en muchas áreas de su vida.

Entonces, ¿por qué la gente no empieza a explorar las opciones de relevo? Las respuestas más comunes que escucho incluyen "Estoy agobiado", "No podría pedirle a nadie más que lo haga" y "Mi madre (u otro miembro de la familia) nunca permitiría que otra persona la ayudara". Cuando no se busca un relevo sino hasta que el agotamiento, la depresión, la enfermedad física o el maltrato se han instalado, resulta más complicado desenredar las complicaciones y la búsqueda del relevo se vuelve más compleja. La preparación temprana y la persistencia en la búsqueda de soluciones bien merecen la pena.

Comienza tu búsqueda de relevo definiendo los objetivos y las necesidades de tu familia. Cuando las personas con demencia se encuentran en las últimas etapas, el relevo suele hacerse en el lugar de residencia. Las opciones más comunes para los relevos cortos son un acompañante o un enfermero. Para recesos más prolongados, las opciones incluyen programas residenciales, campamentos de descanso o estadías cortas en lugares donde cuidan a tu familiar o cursos de capacitación para cuidadores.

Puedes obtener servicios de acompañante por medio de varias organizaciones. Contacta a amigos, familiares, miembros de tu comunidad religiosa, programas universitarios y otras organizaciones no lucrativas para preguntar por voluntarios que puedan visitar un hogar o una residencia para adultos mayores durante períodos cortos para permitir que los cuidadores principales se vayan durante un rato. Algunas personas buscan este tipo de asistencia solo de manera ocasional, pero recomiendo hacerlo de forma regular. El descanso frecuente proporciona un tiempo para disfrutar de actividades divertidas o enriquecedoras con el fin de regresar fresco y renovado a brindar cuidados. También se puede aprovechar ese tiempo para asistir a algún grupo de apoyo a cuidadores y compartir ahí ideas, frustraciones y recursos. De estos grupos pueden surgir otras ideas para un descanso creativo.

Sugerencias para encontrar un relevo especializado en cuidados personales

Un relevo también puede ser necesario para los cuidados personales de la vida diaria, como bañarse, vestirse o ir al baño. En este caso, puede ser conveniente un mayor nivel de cuidados y formación. Si decides contratar los servicios de una agencia, esta puede asumir la responsabilidad de seleccionar, investigar y capacitar a la persona en cuidados personales. Si contratas a alguien de manera independiente, asegúrate de realizar entrevistas a profundidad, ser específico en relación con las tareas, pedir referencias laborales y personales, y comprobarlas. Recomiendo una entrevista basada en competencias. Si sabes que tu familiar podría ser reacio a recibir cuidados bucales, pregunta por la experiencia de los entrevistados en cuidados bucales y cómo manejan a quienes se resisten.

Considera hacer una revisión de antecedentes, sobre todo si piensas contratar a la persona por un período prolongado. Las empresas u organizaciones que prestan estos servicios suelen investigar a su personal para brindar seguridad y profesionalismo en la atención que prestan; si no es así, considera buscar otras opciones que cuenten con estos filtros en la selección de sus empleados.

Estancias de día

Los programas diurnos o estancias de día para adultos pueden ser un recurso maravilloso para ampliar los cuidados al proporcionar estimulación o cuidados personales a la persona que vive con demencia y conceder un descanso, o tiempo para trabajar, a quienes proporcionan los cuidados primarios. Las estancias de día pueden ofrecer una gran cantidad de servicios, como asesoramiento y apoyo (para la persona y sus familiares), actividades recreativas y artísticas, nutrición, terapias (para cualquier necesidad física, del habla u ocupacional), manejo de la conducta, cuidados personales y algunos servicios médicos (como la administración de medicamentos o la toma de la presión arterial).

Muchos programas diurnos están orientados a personas con demencia en fase inicial y media, pero algunos pueden acoger a personas con una enfermedad más avanzada. Visita las alternativas en tu zona y averigua. Entiende qué tipo de atención se ofrece y si se ajusta a las necesidades crecientes que acompañan el avance de la enfermedad. Además, asegúrate de que también se ajuste a tus necesidades. ¿Puede adaptarse al avance de la enfermedad o a las conductas problemáticas? ¿Qué consideraciones financieras hay que hacer? ¿Cuenta con personal y equipo adecuados para atender las demandas crecientes de cuidados personales e incontinencia? ¿El personal está capacitado en temas de demencia? ¿Cómo? ¿El personal puede evaluar los cambios de funcionamiento? ¿El personal conoce la comunicación no verbal? ¿Hay transporte disponible y puedes llevar una silla de ruedas si es necesario?

Los programas diurnos y estancias de día pueden ser tremendamente importantes para la estimulación y para satisfacer diversas necesidades de cuidado, pero, de manera más directa, lo que suele ser imprescindible en un programa diurno a medida que la enfermedad avanza son los cuidados personales. El personal de cada centro te ayudará a entender lo que puede adaptarse o no a ese programa en particular.

Cuidados paliativos

Cuidados paliativos es un término que se utiliza tanto para un enfoque de la atención como para una prestación sanitaria. El enfoque paliativo es un cuidado que se centra en el bienestar y la dignidad de la persona en sus últimos meses de vida, e incluye a las familias y a los cuidadores. La atención suele centrarse en aliviar el dolor u otros síntomas agobiantes, a la vez que se impulsa la calidad de vida, en lugar de tratar o intentar curar la enfermedad subyacente.

Como el dolor o el malestar puede ser físico, mental, espiritual o existencial, el enfoque de los cuidados paliativos requiere un equipo que incluya a personas con experiencia en medicina (médicos, enfermeras y auxiliares sanitarios), terapia (trabajadores sociales, terapeutas y ministros religiosos) y relevo (voluntarios, familiares).

Por la dificultad de predecir el pronóstico en las personas con demencia y la falta de reconocimiento, por parte de los profesionales de la salud, del uso de los cuidados paliativos en esta afección crónica pero terminal, existe una cobertura baja de este tipo de atención en el sistema de salud, tanto privado como público. Sin embargo, la mayoría de las personas con demencia mueren en un centro de cuidados prolongados (67%). Según un informe de 2015, el conocimiento y la puesta en práctica por parte del personal de estos centros de los aspectos a considerar al final de la vida son escasos, a pesar de que su interés por obtener capacitación adicional es alto.

Gestión de casos y cuidadores remunerados

¿Cómo puedes encontrar ayuda para decidir el lugar donde vivirá tu familiar y los servicios que necesita de manera que estas decisiones se vuelvan una realidad? Los gestores de casos y los cuidadores son la forma más habitual para empezar. Cuando recibo una llamada de familiares o amigos, suelo encauzarlos con el trabajador social de su localidad, quien puede darles acceso a los programas sociales en su región y a alguna persona (o grupo de personas) que sepa cómo y dónde encontrar otros recursos y tener acceso a ellos. Tu médico también podría ponerte en contacto con recursos. Quizá familia y amigos puedan darte recomendaciones.

Asimismo, pueden resultar útiles los recursos en línea. Muchos de los sitios que ayudan a encontrar atención de enfermería especializada también pueden ayudar a localizar cuidados a domicilio y de coordinación.

Gestores de casos geriátricos

Un gestor de casos geriátricos puede ayudar a coordinar muchos de los problemas que surgen y muchas de las decisiones que hay que tomar en el cuidado de la demencia. Los gestores de casos geriátricos son especialistas en servicios de salud y humanos que defienden o instruyen y solucionan problemas de los adultos mayores y sus familias. Tienen experiencia o conocimientos de enfermería, gerontología, trabajo social o psicología. Los gestores de casos son relativamente caros, pero son expertos en muchos de los problemas de la transición entre los lugares de atención, en el manejo de los problemas y en la negociación de la atención remunerada.

En Estados Unidos, existen tres organizaciones de certificación para la gestión de casos: la Commission for Case Managers, la National Academy of Certified Care Managers y la Asociación Nacional de Trabajadores Sociales (las últimas dos tienen tanto una certificación de gestor de casos de trabajo social como una certificación avanzada). El gestor de casos también debe tener una certificación en su propio campo de estudios (por ejemplo, enfermería o trabajo social). Aunque los servicios que ofrecen los gestores podría solventarlos una familia individual, si se dispone de recursos financieros, contar con uno de estos expertos puede agilizar muchas decisiones sobre los cuidados.

ASPECTOS PARA RECORDAR

- La elección del lugar adecuado para el cuidado en las últimas etapas de la demencia requiere la comprensión y la exploración de las complejidades de los recursos personales, emocionales y económicos.
- Los cuidados suplementarios (remunerados o no) alivian la carga que a menudo experimentan los cuidadores principales.
- No suele recurrirse a los cuidados paliativos en el caso de los enfermos de demencia, en parte por la dificultad de predecir el pronóstico, en parte porque la formación de los médicos está más enfocada en los cuidados agudos que en los crónicos, y en parte debido al desconocimiento de que la demencia es una condición adecuada para emplear los cuidados paliativos.
- Los relevos de cuidados pueden realizarse en el hogar o, en ocasiones, en una casa de retiro, una residencia para adultos mayores, un centro de enfermería especializada o un centro de cuidados paliativos para pacientes internados. La mayoría de los relevos suponen un gasto adicional, pero hay excepciones. Un descanso prolongado para el cuidador principal no es tan común como tener ayuda en casa de manera regular para poder tomar descansos cortos.

PLAN DE ACCIÓN

- Si es posible, comienza a planificar el avance de la enfermedad y las transiciones en los cuidados desde el principio. Esto permitirá una mejor situación de vida para todos los implicados. Las discusiones breves y frecuentes con la persona que vive con demencia y con los miembros de la familia son un buen primer paso para empezar a trazar el mejor camino a seguir.

- Dedica una hora de este mes a explorar las opciones para el siguiente nivel de deterioro funcional de tu familiar. Utiliza los recursos de los que se ha hablado en este capítulo. ¿Aprovecharías mejor tu tiempo si encontraras un relevo, visitaras una residencia o un programa diurno, encontraras un trabajador social o un gestor de casos, o hablaras con un asesor financiero? Dedica una hora o dos al mes a hacer una exploración similar.

LECTURAS Y RECURSOS ADICIONALES

- https://oiss.org/adulto-mayor/guias-de-programas-de-servicios-sociales/
  Estos documentos elaborados por la Organización Iberoamericana de Seguridad Social ayudan a elegir una residencia para adultos mayores o algún otro centro de cuidados prolongados. El documento aborda las opciones de cuidados prolongados, los derechos de las personas que viven en esos hogares y el funcionamiento de estas instituciones.

Capítulo 7

Cambios en las necesidades de atención al final de la vida

A medida que una persona con demencia se adentra en las últimas fases de su enfermedad, suele ser necesario realizar una serie de adaptaciones. Reconocer los cambios en las capacidades comunicativas es importante para optimizar la comprensión y reducir el dolor o la frustración. Aquí revisamos consejos y trucos para apoyar en el cuidado personal o para realizarlo por completo. Entrarán en juego estrategias para evitar las caídas que acompañan los cambios en la capacidad para caminar y sugerencias sobre cuándo adoptar una silla de ruedas o una cama de hospital. Se ofrecen también varias recomendaciones prácticas para cambiar las opciones de cuidados diarios.

ADAPTARSE A LA NECESIDAD DE MAYORES CUIDADOS
• La historia de la familia Kenny •

Cuando mi madre vino por primera vez a vivir cerca de mí, adorábamos los domingos. Almorzaba con ella en su residencia y charlaba con otras personas de su ala sobre el clima o canciones. Después, mi madre subía a mi auto para dar nuestro paseo dominical, visitar un museo o tan solo la mesa de la cocina de mi casa. Los niños se acercaban para charlar y recibir el famoso abrazo de mi madre. Mi esposo le leía en voz alta cualquier artículo interesante que encontrara mientras yo preparaba la cena o revisaba las facturas. Mi madre ayudaba con la cena, quebrando los ejotes o picando la lechuga.

Medimos su deterioro por los cambios en los domingos. El trayecto hasta el auto se convirtió en una escolta del brazo, luego en un paseo en silla de ruedas y, al final, en una elevación completa dentro y fuera del coche. Las visitas para los niños pasaron de las sonrisas y las bromas a miradas inexpresivas o incluso a fruncir el ceño ante sus ruidos. Las siestas en el sofá sustituyeron las lecturas de mi esposo, que ahora leía en silencio cerca de ella mientras dormía. En el menú de la cena, las ensaladas frescas con lechuga y zanahorias picadas cambiaron a espinacas cocidas para evitar episodios de asfixia.

Muchas cosas cambiaron durante las últimas etapas del declive de mi madre. Se comunicaba menos y se necesitaban más payasadas para sacarle una sonrisa. Necesitó mucho más descanso, asistencia completa para asearse e ir al baño, cuidado bucal y modificaciones en su dieta. Pasó de caminar con rapidez a arrastrar los pies con dificultad, lo cual derivó en caídas y luego en la incapacidad de caminar. Pasó la mayor parte de sus últimos meses en cama. Estos cambios requirieron una adaptación diaria para permitirle vivir lo mejor posible.

Comunicación

Es probable que el lenguaje de tu familiar haya cambiado de manera drástica durante el curso de la enfermedad. Al principio, pierden palabras o el hilo de un pensamiento. A medida que la demencia avanza, quizá hayas notado una falta de organización lógica o que habla menos. En las etapas finales, a menudo se produce un cambio en su dependencia de la comunicación no verbal, como las expresiones faciales, las vocalizaciones o los gestos con las manos. Entonces, ¿qué se puede hacer? Yo sé que seguí hablando con mi madre. Imaginaba lo que me quería decir con base en su expresión facial, ponía palabras a las emociones que adivinaba y luego le preguntaba si era correcto. Por ejemplo, si le contaba una anécdota en la que los chicos se habían peleado con sus amigos, ella quizá fruncía un poco el ceño. Entonces le preguntaba: —¿No te gusta que los chicos se metan en líos? —Si su cara permanecía poco expresiva, lo volvía a intentar—. Quizá tú hayas tenido problemas con mis hermanos, ¿verdad? —Su rostro se suavizaba y cerraba los ojos como si recordara. Entonces sentía que aquel había sido un "momento" en el cual establecimos con éxito una conexión durante la última etapa de su enfermedad.

La mayoría de las veces tan solo me sentaba con mi madre y ahí me quedaba. Si estaba despierta, aprovechábamos el tiempo para ponerle loción en las manos y los brazos, mientras hablábamos de la textura cremosa y disfrutábamos del tacto. O nos sentábamos afuera y yo le hablaba sobre los pájaros, las flores o los transeúntes mientras ella permanecía en silencio. Su tranquilidad me indicaba que nos estábamos comunicando bien. La clave de la comunicación en las etapas finales de la demencia es explorar opciones para encontrar alegría y consuelo.

Lenguaje angustiado o vocalizaciones

Cuando la comunicación se vea perturbada, marcada por el llanto, gemidos o vocalizaciones agitadas, considera qué pudo haberlo desencadenado. ¿Podría ser hambre, fatiga, dolor, aburrimiento o sobreestimulación? ¿Cómo puede determinarse? Por prueba y error. Conjeturas.

El conocimiento sobre tu familiar. Busca signos y señales que te ayuden a comprender si la fatiga o el hambre es la causa del malestar. Mi hermana tomaba notas y las revisaba en busca de pistas, como las fases de la luna, el estado de ánimo de mi madre, la hora del día y el tipo de descanso o estimulación del día anterior. En el caso de mi madre, era mejor que un día activo fuera seguido por uno más tranquilo o se frustraría y se enfadaría con facilidad. Por ensayo y error, aprendimos que a una fiesta o cita con el médico debía seguir un día tranquilo con tiempo para una siesta extra o un rato de tranquilidad.

El dolor es una causa común de alteración en la comunicación. Evaluar el dolor en personas con demencia avanzada puede resultar difícil. Una escala estandarizada, como la escala de evaluación del dolor en demencia avanzada, puede ser muy útil.

Esta escala clasifica los síntomas de la respiración (normal, laboriosa o con hiperventilación esporádica, laboriosa y ruidosa, o largos períodos de hiperventilación), del habla o la vocalización negativa (gemidos, lamentos, llanto), la expresión facial (triste, asustada o con muecas), el lenguaje corporal tenso (andar de un lado a otro, no dejar de moverse, puños cerrados, apartarse, empujar o golpear) y la incapacidad de consolar o distraer al individuo de la inquietud o el llanto. La puntuación es sencilla; cuanto más alta sea, más intensa será la angustia. Hay pruebas de que la escala coincide con el autoinforme de las personas con deterioro cognitivo temprano y la comparabilidad entre las impresiones del cuidador acerca del dolor en personas con demencia avanzada.

Si el dolor es la causa de los problemas, las estrategias no farmacológicas, como los baños calientes, las bolsas de hielo, las friegas medicinales, los estiramientos suaves y el masaje pueden complementar los analgésicos suaves, o incluso los fuertes, si es necesario. Habla con tu médico sobre las opciones de tratamiento. Tal vez sea necesario probar con un analgésico más fuerte, pero tendrás que abogar por tu familiar, pues muchos médicos tratan de evitar los medicamentos más fuertes por sus efectos secundarios, que incluyen el estreñimiento, la sedación y el potencial de adicción. Como tu familiar se encuentra en la fase final de una enfermedad crónica pero terminal y el objetivo es proporcionarle bienestar, es probable que probar estos medicamentos esté justificado.

Cuidados diarios

A medida que avanza la demencia, los cuidados diarios se convierten cada vez más en responsabilidad del cuidador. Es probable que la persona que vive con demencia pierda la capacidad de realizar las tareas que requieren varios pasos para desempeñar sus cuidados diarios y que se quede con sentimientos de vulnerabilidad y vergüenza. Aunque sea difícil de creer, los cuidadores deben ser aún más pacientes y adaptables. Tal como hemos mencionado, es necesario ser flexible y tener un enfoque individual a lo largo del avance de la enfermedad. Cuando un proceso no funciona, hay que probar enfoques diferentes o pedir sugerencias a otros. Quizá resulte útil consultar grupos de apoyo, salas de chat en línea, a otros familiares y profesionales de la salud.

El baño

Uno de los retos más comunes es enfrentar la resistencia a ducharse o bañarse. La gente manifiesta su preocupación cuando su familiar no quiere cooperar durante su baño o aseo. Al igual que con muchas conductas o situaciones desafiantes, primero hay que reunir información y considerar todos los ángulos. ¿En verdad es necesario que se bañe? Muchas familias me dicen "Mi padre no se baña todos los días", cuando quizá no sea necesario un baño completo y solo baste con que se lave cara, manos, pies, axilas y zona genital.

Si la persona se resiste físicamente, grita, dice groserías o muestra señales de temor como llorar, temblar o retraerse, ¿hay alguna pista para determinar el motivo?

Con un poco de cuidado, pueden resolverse cuestiones de pudor, temperatura o falta de control.

UN BAÑO CON TERNURA Y DIGNIDAD
• La historia de Janet y Lillian •

Janet, una amable y tierna auxiliar de enfermería, trasladó a Lillian de su silla de ruedas a una silla de ducha y la introdujo en el cuarto tibio. Mientras Janet preparaba el jabón, la esponja y las toallas calientes, hablaba y cantaba suavemente con Lillian. Janet preparó el espacio con aire caliente y precalentó la ducha. El aroma de lavanda flotaba entre las luces bajas y la música suave. Aquel cuarto de baño institucional adquirió el ambiente y la sensación de un spa de lujo. Una vez que el aire se calentó, Janet le quitó los zapatos y los calcetines a Lillian y le metió los pies en una bañera tibia y perfumada para que se remojaran. Janet colocó una toalla caliente sobre los hombros de Lillian e inició un suave masaje. Todo el tiempo, Janet le murmuraba con suavidad a Lillian lo que venía a continuación y obtenía su asentimiento no verbal.

Janet se colocó frente a Lillian y le preguntó si podían ponerse bajo la ducha. Sustituyó la blusa y el sujetador de Lillian por una toalla corta y colocó otra toalla caliente sobre el pecho de Lillian. El rostro y el cuerpo de Lillian estaban muy relajados. Janet se arrodilló, le lavó los pies y luego le puso unas sandalias con fondo de hule. Le quitó los pantalones y le cubrió la cintura y las piernas con una toalla. Con una regadera de mano, le lavó el pelo, sin perderla de vista en ningún momento para detectar señales probables de molestia, y le colocó una toalla limpia y caliente en el hombro para evitar que el agua le llegara a los ojos. A continuación, le lavó los brazos, el pecho y la espalda, sin olvidar mantenerla cubierta en todo momento. Janet me dijo que, desde que había aprendido a mantenerla cubierta con toallas calientes, Lillian había dejado de resistirse a la hora del baño. Después de limpiarle la parte superior del cuerpo, sustituyó las toallas húmedas por otras tibias y secas. Limpió entonces el trasero y las piernas de Lillian y examinó la zona en busca de cualquier irritación o problema de la piel. Por último, la secó con cuidado, siempre protegiendo su piel suave con un movimiento tipo palmaditas para evitar la fricción del roce.

El proceso de baño que Janet utilizó con Lillian resultó efectivo por varias razones. Creó una atmósfera tranquila y relajada antes de empezar con el baño propiamente dicho. Calentó la temperatura del espacio. Tomó en cuenta la actitud de Lillian. Su familia y el personal habían aprendido que respetar el pudor de Lillian era primordial para que ella cooperara de buen modo. Janet se centró en la seguridad con chanclas antideslizantes y secó las zonas poco después de lavarlas para evitar que Lillian se enfriara. Además, la involucró durante todo el proceso al pedirle sostener toallas y paños y animarla a cantar.

Otras personas podrían necesitar llaves o regaderas de mano con un flujo suave porque el agua de la ducha resulta molesta para muchas personas con demencia, ya sea por el sonido o por la fuerza que perciben en el chorro.

A menudo, los baños deben hacerse en la cama o en una silla. Los procedimientos para un baño en cama o en silla son relativamente sencillos: proteger la cama o silla con toallas de baño gruesas; asegurarse de que la habitación esté lo suficientemente caliente y que la persona esté cubierta para que se conserve el calor y el pudor; el baño suele hacerse primero de un lado y luego del otro para lavar, enjuagar y secar una sección del cuerpo a la vez (con paños y toallas diferentes para cada zona); se lava de la cabeza a los brazos, pecho, abdomen y luego las piernas y los genitales. El jabón debe enjuagarse muy bien para evitar sus propiedades secantes sobre la piel envejecida. La piel debe secarse con un movimiento de palmaditas; el frotamiento produce una fricción que puede desgarrar o dañar la piel.

Muchas de las familias de mis pacientes recurren a agencias de enfermería a domicilio para que les enseñen estrategias para el baño. Esa capacitación ayuda en muchos aspectos, como la posición y la técnica para evitar que el cuidador se lesione, aliviar la ansiedad de realizar una tarea nueva y aprender estrategias para disminuir la incomodidad y la vergüenza de cuidar el cuerpo de otra persona. También hay sugerencias y videos disponibles en línea. La Alzheimer's Association tiene una hoja para cuidadores con consejos sobre el baño (https://www.alz.org/media/cacentral/dementia-care-32-the-battle-of-the-bathing.pdf). Si se requieren baños en la cama, quizá sea tiempo de conseguir una cama de hospital para ayudar al cuidador a brindar la atención.

A medida que la demencia avanza, la incontinencia urinaria y fecal puede hacer que aumente la necesidad de baños y de limpieza profunda. Usar pañales desechables o desarrollar un sistema de paños húmedos puede ayudar a la limpieza a lo largo del día o de la noche cuando no sea necesario un baño completo. Si la piel muestra signos de enrojecimiento, irritación, sarpullido o descomposición, será necesario un enfoque más completo (véase la sección sobre la incontinencia).

Vestirse

En las últimas etapas de la demencia, el cuidador necesita vestir a la persona que vive con la enfermedad. Cierta ropa específica puede hacer que el acto de vestirse sea más fácil o más cómodo. No dejes de consultar a tu familiar para que elija el estilo o el color, de modo que mantenga la mayor independencia posible. Concentrarse en los materiales que le gustan puede proporcionarle placer sensorial.

A mi madre le encantaba la textura del terciopelo, así que esa tela era una buena opción para ella. La facilidad para lavar la ropa también es un factor a tener en cuenta.

A muchas personas que viven con demencia no les gusta que les jalen la ropa por encima de la cabeza, por lo tanto será útil elegir camisas, suéteres y chamarras que tengan cierres frontales. Las capas de ropa pueden ayudarles a no pasar ni frío ni calor. En cuanto a la ropa interior, si es necesario un sostén para el soporte y la comodidad, uno con cierre frontal es mucho más fácil de manejar.

Para los hombres, los bóxers son más fáciles de poner que los calzoncillos ajustados, aunque a menudo se necesitan calzoncillos para la incontinencia. Los pantalones con cintura elástica son más fáciles de poner que los de botón y cremallera (muchos tienen cremallera simulada). Existen prendas especializadas con cierres fáciles de abrir, broches de gancho en la espalda o broches laterales (en los pantalones) y con una amplia abertura para facilitar las necesidades fisiológicas.

Al igual que con otros cuidados personales, debe pensarse en y planificar cortesías como la privacidad, la temperatura de la habitación y el tiempo adecuado antes de iniciar cualquier procedimiento. Las consideraciones especiales incluyen una silla de apoyo para vestirse, ya que la persona podría no ser capaz de mantener el equilibrio mientras esté sentada en la cama.

Cuidado de la boca

El cuidado de la boca es un hábito que suele descuidarse. Entender las técnicas básicas de higiene bucal y dominar las estrategias para cuidar a las personas que viven con deterioro cognitivo ha dado como resultado un mejor cuidado general y menos episodios de neumonía, una consecuencia común de la mala salud bucal. La Universidad de Carolina del Norte en Chapel Hill desarrolló y analizó un programa llamado Mouth Care Without a Battle. Su excelente hoja de trabajo, que repasa técnicas cuyo funcionamiento ha quedado establecido, puede encontrarse en línea (http://files.

www.mouthcarewithoutabattle.org/about-mouth-care/Mouth_Care_Ba-
sics_Worksheet.pdf). Tiene instrucciones paso a paso para proveer cuidados
bucales, una lista de productos y se puede complementar con su diagrama
de flujo (https://www.mouthcarewithoutabattle.org/hifi/files/ce-forms/
Product_Selection_Flowsheet.pdf).

Los procedimientos incluyen limpiar la zona con un paño desinfectante,
preparar el equipo necesario, lavarse las manos y ponerse guantes (que no
sean de látex), poner la pasta o solución limpiadora en el cepillo de dientes
y luego limpiar cada diente con un movimiento sobre la línea de las encías,
seguido de un movimiento de rotación y luego de uno de barrido hacia
abajo (o hacia arriba) para retirar la placa de la línea de las encías. Limpia el
cepillo de dientes de manera periódica con un cuadrado de gasa limpio y
vuelve a aplicar pasta o solución limpiadora. Una vez terminado el cepilla-
do, utiliza un cepillo interdental para limpiar con hilo dental cada diente de
manera sistemática.

Limpia la lengua con un limpiador lingual, ya sea el del dorso de un cepillo de dientes diseñado para este fin o un hisopo de algodón envuelto con
una gasa mojada en solución limpiadora. Por último, utiliza un aplicador
con punta de algodón para aplicar una fina capa de enjuague con flúor en
cada diente, empezando por la superficie exterior. Limpia el cepillo de dientes y el interdental con un enjuague antibacteriano y recuerda secar después
de cada uso. Sustituye el cepillo de dientes y los limpiadores interdentales al
menos cada tres meses o cuando el desgaste sea evidente.

El enfoque centrado en la persona resulta útil para el cuidado bucal.
Muestra señales verbales de lo que vas a hacer y señales físicas como tocar
el labio con un cepillo. Permite que la persona descanse cuando lo necesite.
La constancia aumenta el éxito del cuidado bucal, por lo que es importante
que sea un procedimiento diario.

Si hay conductas de resistencia, se pueden utilizar varias estrategias para
superarlas. Como en todos los cuidados, personalizarlos es fundamental. Hay
que tener curiosidad para saber cuál podría ser la causa del rechazo (miedo, dolor, cansancio) y luego abordar el problema o intentar redirigirlo por
medio de canciones y conversación. Otro folleto de Mouth Care Without a
Battle incluye varios consejos específicos para el cuidado de la boca, como
frotar la mejilla con suavidad para relajar los músculos de la mandíbula o
sacudir el cepillo de dientes si la persona lo muerde y luego pedirle que
abra la boca (http://files.www.mouthcarewithoutabattle.org/best-practices/
MCWB_Behavior_Strategies.pdf).

La comida

Adaptar la experiencia de la comida

En el capítulo 5, hablamos de cómo se puede modificar la alimentación para evitar la postergación de la muerte en las personas con demencia. Aunque comer puede seguir siendo una actividad agradable y social, considera la posibilidad de simplificar las opciones de alimentos. Durante la etapa media de la demencia de mi madre, ella se sentía abrumada por tantas opciones en los menús de los restaurantes, pero si mi hermana le preguntaba si quería pollo o pescado, mi madre elegía uno fácilmente, y entonces mi hermana lo ordenaba por ella. Yo utilizaba una técnica similar cuando veía que mi madre parecía abrumada por un plato lleno de comida que le ofrecían de golpe. Colocaba cada alimento por separado en un plato más pequeño y se lo ofrecía de uno en uno. Primero se comía los chícharos y las zanahorias, luego el pollo (que yo cortaba para ella mientras comía las verduras) y, por último, el puré de papa.

Algunos cubiertos y platos adaptables pueden ayudar a mantener la independencia por más tiempo; por ejemplo, cubiertos más grandes con mango de goma permiten sujetar la comida con mayor facilidad y los platos con bordes pueden servir de apoyo para tomar las porciones y acomodarlas en los cubiertos. Los terapeutas ocupacionales pueden brindar orientación específica sobre soluciones de adaptación para aumentar la independencia al comer. Puedes contactarlos por medio de su centro para la tercera edad o mediante los servicios de enfermería a domicilio o los hospitales locales.

El apetito y el gusto

El apetito y el gusto irán cambiando. Recuerda adaptar tus expectativas sobre las necesidades nutrimentales de tu familiar a medida que su vida cambia. Las necesidades calóricas son menores debido a la disminución de los niveles de actividad y a que el final de la vida está cada vez más cerca. Los gustos cambian con la demencia y se suelen preferir alimentos más dulces. Mi madre vivió a base de helado durante varios meses.

La deglución

A medida que la deglución se vuelve más difícil, dar a los alimentos una consistencia de puré puede ayudar a evitar la dificultad para masticar y la asfixia. Este cambio significa que el mecanismo de deglución está afectado. Se ha perdido la capacidad de mover la comida o la bebida de la parte anterior a la parte posterior de la boca y luego coordinar el movimiento

de deglución. La asfixia, los alimentos que permanecen en la boca (deno-
minados *embolsamientos*) o el engrosamiento de la voz indican que esto está
ocurriendo. Cuando la comida ya no se traga de manera eficaz, sino que
se aspira hacia los pulmones, puede desarrollarse una neumonía. Incluso la
saliva deja de tragarse y provoca la aspiración. Esta es otra de las razones por
las que la colocación de una sonda de alimentación no evita la neumonía.
La saliva se forma de manera continua, en ausencia de alimentos e independientemente de que haya una sonda de alimentación.

Las necesidades fisiológicas

La incontinencia, o liberación involuntaria de orina o heces, quizá sea bien
conocida por los cuidadores al final del proceso de la demencia. Identificar las señales que el cuerpo envía al cerebro y que indican que la orina
o las heces están siendo expulsadas, reconocer los pasos para desvestirse o
entender dónde está el baño o su propósito son cosas que tal vez se fueron
perdiendo en las etapas anteriores de la demencia.

Vaciamiento cronometrado

En las últimas fases de la demencia, la incontinencia puede atenderse por medio del vaciamiento cronometrado y provocado. El vaciamiento programado
es un tipo de entrenamiento para desarrollar hábitos. Consiste en establecer
un horario para orinar (por ejemplo, cada dos horas u otro intervalo basado
en la necesidad personal) para reducir los accidentes y la ropa mojada o sucia.
Aunque la micción programada no evitará todos los accidentes, puede reducir su número. Algunos cuidadores utilizan el inicio de las horas pares (o de
las impares) para recordar a las personas con demencia que deben comprobar
si hay accidentes. Algunos utilizan la alarma de un reloj como recordatorio.

Desencadenantes variables de la incontinencia: estreñimiento, cafeína, medicamentos

Una de las principales causas de la vejiga hiperactiva reversible es el estreñimiento pues, cuando el colon está lleno, ejerce presión sobre la vejiga.
El estreñimiento puede atenderse si se aumenta la fibra en la dieta y se
mantiene una buena hidratación. Comer frutas con alto contenido de agua
puede ser una manera de aumentar la hidratación. Una mezcla de puré de
manzana, hojuelas de salvado y jugo de ciruela (a partes iguales), administra-
da diariamente (de 2 a 4 cucharadas), es una forma natural de aumentar la
fibra. Esta mezcla la han utilizado muchos de mis pacientes con excelentes

resultados y así han evitado la montaña rusa de estreñimiento y diarrea que puede acompañar la toma de ablandadores de heces y laxantes. Si el enfoque natural no les resulta eficaz, consulta a tu médico para que les aconseje los siguientes pasos.

Otro detonador de la vejiga hiperactiva son las bebidas con cafeína y algunos medicamentos. Tomar tés de hierbas, café descafeinado o pura agua caliente puede evitar parte de la estimulación de la vejiga por la cafeína. Los diuréticos son medicamentos de uso común, y el momento de su administración puede coordinarse con un horario para ir al baño u otro evento. Por ejemplo, la micción debe producirse una o dos horas después de la administración de un diurético, por lo que las visitas al baño deben ser más frecuentes durante este tiempo. Si se planea una salida, la administración del diurético puede programarse para después de que la persona regrese. He tenido muchos pacientes o familiares que tienen que quedarse en casa por las mañanas y se pierden de actividades agradables, atrapados por la necesidad de estar cerca del baño. Su alivio es grande cuando se enteran de que pueden retrasar la administración del diurético hasta la hora de comer y así realizar otras actividades sin poner en peligro su salud.

Estigma: emociones suaves

La incontinencia puede ser perturbadora tanto para la persona como para el cuidador debido al estigma social. Muchas de las familias de mis pacientes consideran que la incontinencia es la más difícil de las necesidades de cuidados por la vergüenza de atender la zona genital de un cónyuge o padre. Muchas personas han informado que, cuando están fatigadas, han pensado que su familiar sufre accidentes "a propósito". Sé amable con tus pensamientos y sentimientos. Es importante asistir a alguien con incontinencia tan pronto como sea posible para reducir el riesgo de infección o de rasgaduras en la piel. Si necesitas unos minutos para recuperar el aliento y calmar tus emociones, tómatelos para que después puedas seguir brindando los cuidados íntimos sin impacientarte ni enfadarte. La mayoría de los cuidadores considera que una actitud directa e impasible los ayuda a abordar este tipo de cuidados.

Productos para la incontinencia

Los productos para la incontinencia, como los calzoncillos para adultos y los protectores para cama, se utilizan de manera habitual para ayudar a manejar las mojaduras y las manchas accidentales. Asegúrate de que se utilicen pañales y calzoncillos para incontinencia que protejan contra la humedad, pues todos los riesgos de rasgadura de la piel aumentan drásticamente en un entorno húmedo. Los paños húmedos pueden ayudar a mantener la piel limpia y seca cuando se utilizan en el momento de ir al baño o durante los cambios de ropa breves.

Las llagas se producen en hasta el 24% de las personas que reciben cuidados en residencias para adultos mayores y en el 17% de las que los reciben en casa (véase la información sobre la integridad de la piel y la prevención y el tratamiento de las llagas). Por otro lado, la dermatitis asociada a la incontinencia, que es la inflamación que se produce cuando la orina o las heces entran en contacto con la piel de la zona genital o anal, produce erupciones, irritación, dolor y rasgaduras en la piel.

El National Pressure Ulcer Advisory Panel y el European Pressure Ulcer Advisory Panel recomiendan el uso de una crema o pomada protectora, toallitas desechables que funcionen como barrera y proporcionen limpieza e hidratación, y una crema barrera para proteger la piel. Muchas familias compran numerosas toallitas blancas y baratas para usarlas con un jabón neutro (algunos jabones generan un medio alcalino que no es natural), lavan una carga de ropa cada noche o cada dos noches, y ponen los paños y las toallas en la secadora antes de irse a la cama para el cuidado de la incontinencia. Otros utilizan paños y toallitas desechables.

Las toallitas "barrera" especiales, que limpian, hidratan y untan una crema protectora en un solo paño, son otra opción. La dermatitis asociada a la incontinencia se produce en alrededor del 25% de las personas con incontinencia.

En un estudio sobre un programa completo de prevención de llagas que incluía el uso de toallitas barrera, las llagas disminuyeron de manera drástica. En otro estudio, las toallitas barrera superaron al paño y al jabón neutro, pues redujeron la tasa de dermatitis del 27% al 8%. Ambos enfoques funcionan bien, pero la clave para mantener la integridad de la piel es mantener la zona perineal limpia y seca.

Cambios y cuidados de la piel

Con el envejecimiento y a menudo con situaciones que acompañan la demencia, como la mala alimentación y la ingesta insuficiente de líquidos, se observan muchos cambios en la piel.

La piel nos protege del medio ambiente, regula la temperatura corporal y alberga los receptores del tacto, el dolor y la presión. Los cambios en la piel están determinados por la genética (por ejemplo, las personas de piel y pelo claros mostrarán más cambios producidos por los daños del sol que las que tienen un pigmento más oscuro), la nutrición y otras condiciones ambientales.

La ingesta deficiente de alimentos y líquidos es previsible en la demencia e intensifica el adelgazamiento natural de la piel que viene con la edad. La piel envejecida también pierde fuerza y elasticidad, y produce menos grasa, lo cual conlleva un mayor riesgo de rasgadura y resequedad. A su vez, la resequedad puede provocar comezón. Es importante reducir la comezón hidratando la piel con lociones y limitando el uso de jabones que puedan cambiar el pH de la piel. Los limpiadores que mantienen un pH neutro pueden ser una mejor opción.

La capa de grasa subcutánea, que es una capa de grasa bajo la piel, proporciona aislamiento y relleno. Esta capa también se adelgaza, lo que aumenta el riesgo de que la piel se desgarre y la persona sienta frío. Cuando se usan varias capas de ropa para combatir la sensación de frío, puede alterarse el microambiente de la piel en determinadas zonas, como el perineo. Esto también conduce a un mayor riesgo de llagas.

Además de otras muchas pérdidas, la del movimiento acompaña la demencia en fase avanzada. Puede ser que tu familiar permanezca la mayor parte del tiempo en la cama o en una silla y quizá no se mueva ni cambie de posición lo suficiente como para permitir la circulación en las zonas de la piel sometidas a presión. Esta falta de movimiento es un riesgo más para las llagas.

Prevención de las llagas

La mejor manera de prevenir las llagas es primero evaluar los factores de riesgo y luego modificar los que se pueda.

Cambio de posición

Esta es una de las recomendaciones más importantes para prevenir las llagas y debe hacerse cada dos horas. El cambio de posición del cuerpo permite mejorar la circulación en la zona comprimida. La zona debe estar limpia y seca, y las sábanas u otra superficie no deben tener pliegues. Esto es más fácil de decir que de hacer, pero siempre es útil comprobar y tratar de alisar los pliegues que haya.

La persona puede tener un lugar preferido para descansar y volverá allí después de ser desplazada. Las zonas o las salientes con hueso son más propensas a que la piel se desgarre. Pueden utilizarse almohadas o un cojín para proteger esas zonas (o posiciones preferidas) alrededor de caderas, nalgas, talones, codos y orejas.

Los dispositivos de amortiguación colocados para mantener a alguien acostado de lado pueden ayudar a evitar la presión sobre las protuberancias con hueso. El objetivo es descargar la presión de las zonas de alto riesgo. Una vez que se ha recolocado a la persona, es importante comprobar que la presión se ha descargado.

Todo esto puede parecer abrumador (¿cómo puede alguien aprender todos estos trucos en casa?). Una sesión con un especialista en llagas de alguna agencia local de enfermería a domicilio te ayudará a aprender estas técnicas.

Fricción y reducción del rozamiento

El movimiento de deslizamiento contra las sábanas crea rozamiento o fricción, por lo que las personas que requieren asistencia moderada o máxima para moverse en una cama o silla corren un alto riesgo. La actividad agitada en cama también provoca que las fuerzas del rozamiento afecten la piel. Estar tumbado con la cabeza elevada más de 30 grados en la cama o en posición encorvada en una silla también provoca fricción en la zona lumbar y sacra.

Humedad

La piel frecuente o permanentemente húmeda por la sudoración o la incontinencia corre un alto riesgo de romperse. Todos los demás factores, incluida la inmovilidad, la baja sensibilidad al dolor (la llaga o la presión no se siente y no se puede evitar o apartar) o la mala alimentación se convierten en agravantes cuando se producen en un entorno cutáneo húmedo. La piel que se mantiene limpia e hidratada tiene menos probabilidades de desarrollar llagas. Debe evitarse el uso de jabones que produzcan resequedad.

Nutrición

Como ya se mencionó, una ingesta deficiente de alimentos y líquidos es previsible con el avance de la demencia. Asegurar el apoyo nutrimental de tu familiar ayudará tanto a la cicatrización de las heridas como a prevenir la ruptura de la piel.

Preocupaciones adicionales en relación con las llagas

Al final de la vida, es probable que otras preocupaciones sustituyan a la prevención de las llagas. El National Pressure Ulcer Advisory Panel ha publicado un artículo reflexivo que ayuda a equilibrar, comprender y personalizar los aspectos que quizá deban modificarse hacia el final de la vida. Por ejemplo, aunque sea necesario cambiar de posición a alguien que duerme hasta 20 horas al día o deba considerarse alguna otra forma de apoyo nutrimental, los objetivos de los cuidados pueden cambiar hacia el bienestar en lugar del tratamiento y el manejo de las llagas, a medida que se priorizan los cuidados para el final de la vida. Establezcan objetivos de tratamiento basados en la calidad de vida y no necesariamente en la curación de la llaga o la herida, pues esto podría no ser posible por la causa subyacente y el estado nutrimental de la persona.

Las llagas suelen aparecer tras las estancias en hospital. Las que ahí se adquieren son la cuarta causa de error médico evitable en Estados Unidos. Existen unas escalas estandarizadas que ayudan a predecir quién tiene un riesgo elevado de desarrollar llagas. Estas escalas evalúan la movilidad, la actividad, la percepción sensorial, la nutrición, la humedad y la fuerza de rozamiento. La escala Braden es la más utilizada. La piel debe inspeccionarse diariamente, de la cabeza a los pies, en busca de zonas de riesgo o de ruptura, en el momento de bañarse o vestirse.

Si alguien que no puede comunicarse bien desarrolla una llaga, es muy probable que experimente dolor. Casi todas las llagas producen dolor. Por lo tanto, debe suponerse que hay dolor y medicar a la persona de 20 a 30 minutos antes de cambiarle de vendaje o de posición. En presencia de llagas, debe considerarse la asistencia de un especialista en lesiones de alguna agencia de enfermería o de cuidados paliativos. Los múltiples enfoques deben ser individualizados. La experiencia de un especialista puede reducir las molestias y mejorar la calidad de vida de la persona y su familia.

Cambios en la movilidad y necesidad de cargar

A medida que la capacidad de caminar se deteriora, las caídas aumentan y, en última instancia, la mayoría de los individuos con demencia viven confinados a una silla y una cama. Los procedimientos para manejar las necesidades fisiológicas, la incontinencia, el aseo personal, el vestido y la alimentación pueden adaptarse para quienes no puedan abandonar la silla o la cama. De este modo, el principal cambio que acompaña a la pérdida de movilidad es la necesidad de que el cuidador cargue al familiar para ayudarlo en las transferencias y los cuidados.

En un pequeño estudio sobre cuidadores informales, uno de cada tres se lesionó por cargar o cuidar a su familiar dependiente. Los problemas de espalda fueron los más comunes y representaron más de la mitad de las lesiones. Una cuarta parte de las lesiones notificadas provocaron que los cuidadores ya no pudieran cuidar a su familiar. La mayor parte de los cuidadores solo había recibido una instrucción esporádica e informal, y la mayoría consideraba que una capacitación habría sido útil.

Para manipular, trasladar y cargar de manera segura, el cuidador necesita tener algunas habilidades y conciencia de sus propias limitaciones. Si el cuidador es frágil o tiene problemas de salud, quizá no le sea posible cargar o trasladar a otra persona.

RECONOCER LOS LÍMITES FÍSICOS PARA LAS TRANSFERENCIAS
• La historia de los Quincy •

Los Quincy estuvieron casados durante 62 años. Lo hacían todo juntos, así que no fue una sorpresa cuando la señora Quincy quiso cuidar en casa al señor Quincy mientras su funcionamiento se deterioraba por las complicaciones de la demencia. Cuando entró en las últimas etapas de la demencia, su andar se volvió más y más inestable, y comenzó a sufrir caídas. Ella siempre estaba cerca para ayudarlo a ir al baño si sentía una necesidad repentina. Incluso perdía horas de sueño, porque a veces él salía disparado de la cama para intentar llegar al baño. La señora Quincy había intentado un programa de vaciado cronometrado, pero él siguió levantándose de manera errática. El señor Quincy duplicaba el tamaño de su esposa así que, cuando perdía el equilibrio, a ella le costaba mucho trabajo estabilizarlo.

Su familia, sus amigos y yo le habíamos advertido a la señora Quincy que su marido era demasiado grande para que pudiera manejarlo físicamente, pero ella insistió en que sí podía hacerlo. A medida que dormía menos y se fatigaba, ella se empezó a caer junto con él. Al final, un triste día, recibí una llamada en casa. —Doctora Kenny, estoy en el suelo con Norm y no podemos levantarnos. No puedo mover la pierna. —Llamé a la ambulancia y a la hija de los Quincy para que nos recibieran en el hospital. La señora Quincy se había roto la cadera. El señor Quincy se fue a casa con su hija; el proceso para que lo atendieran en una residencia para adultos mayores había comenzado.

La historia de los Quincy no es poco común. La lesión podría haberse evitado si la señora Quincy hubiera reconocido su creciente fatiga y la creciente dependencia de su esposo a medida que su enfermedad avanzaba. La capacitación en estrategias adecuadas para cargar puede ser útil, pero es fundamental comprender los límites que una persona tiene para cargar a otra por sí sola, en especial en el caso de las necesidades fisiológicas inesperadas o cuando los problemas de conducta dificultan las transferencias y hacen que las caídas se vuelvan muy imprevisibles. Además, si las diferencias de tamaño corporal son demasiado grandes, la asistencia de una sola persona podría no ser viable.

Aprender a cargar

Las lesiones pueden producirse por una mecánica corporal inadecuada o por levantamientos repetidos cuando los músculos están fatigados. Ambas situaciones son comunes cuando se cuida a un familiar físicamente dependiente.

Mecánica corporal

La clave para prevenir las lesiones es mantener el cuerpo en la alineación adecuada. La estructura de nuestro cuerpo se basa en los huesos, las articulaciones y los músculos y tendones que los mueven. La columna vertebral es muy propensa a lesionarse, porque es una torre de huesos que se sostiene gracias a una delgada serie de músculos, como si se tratara de cables guía enredados desde la parte superior de la torre. Los músculos de la columna vertebral son pequeños comparados con los músculos de las piernas. Por eso, la regla principal es cargar con las piernas, no con la espalda.

Cómo cargar

Al cargar, mantén la espalda recta. No te dobles por la cintura. Los músculos de la espalda sirven para mantener la columna vertebral erguida, no para levantar cargas pesadas. Si tu espalda está curva, tus músculos no están alineados para sostener la columna vertebral y la cabeza sobresale, en lugar de mantenerse sobre los hombros, lo cual hace que los músculos del cuello se tensen. La tensión es mayor cuando se añade más peso a la carga.

Asegúrate también de mantener el estómago firme. Tensar los músculos del estómago crea una presión en la cavidad abdominal que ayuda a sostener la parte inferior de la espalda. Ten en cuenta que tensar el estómago no significa contener la respiración. Debes respirar de manera normal mientras te levantas, y se recomienda exhalar durante la elevación para asegurar que no se contenga la respiración. Una postura que te proporcionará equilibrio y apoyo para el levantamiento es la que mantienes con un pie un poco por delante del otro. Esta amplia base de apoyo permite movimientos de lado a lado y hacia adelante y hacia atrás, sin perder el equilibrio.

Para el movimiento de cargar, debes doblar las rodillas y mantenerte cerca de la persona (o del objeto), mientras mantienes la espalda recta y alineada. Utiliza los poderosos músculos de la cadera y las piernas en el movimiento de cargar. Al mantener a la persona cerca de tu cuerpo, tendrás mejor control para mantener tu peso centrado en las piernas, en lugar de forzar los músculos de la espalda. El uso de un cinturón de transferencia (un cinturón especializado que se ajusta y se asegura alrededor de la cintura de la persona que necesita ayuda para trasladarse) es una forma de sostener a la persona, de apoyarse si se pierde el equilibrio, o de proporcionar una forma de bajar a la persona a la cama o al suelo de manera segura. El uso del cinturón debe aprenderse de un fisioterapeuta o un terapeuta ocupacional.

A menudo me preguntan si son útiles los soportes de espalda o los aparatos ortopédicos. Los soportes de espalda deben utilizarse para recordar la mecánica corporal adecuada, no como un verdadero soporte. No añaden fuerza ni evitan un levantamiento incorrecto. Algunas ideas que pueden servirte son planificar con antelación, mantener una superficie cerca de otra (como la silla de ruedas y la cama) y utilizar una cama de hospital para que puedas elevarla a una altura que facilite los cuidados o las cargas. Mira de frente a la persona que asistes y no tuerzas el tronco de tu cuerpo para realizar un movimiento. Gira siempre los pies y anima a tu familiar a hacer lo mismo durante el traslado.

Para levantar o cargar a tu familiar de la cama, pídele que, si es posible, te ayude doblando las rodillas e impulsándose hacia ti a la cuenta de tres. Si no puede seguir instrucciones, asegúrate de utilizar una sábana o almohadilla adicional para levantarlo y así reducir el rozamiento o deslizamiento de la piel en las sábanas. No dejes de proteger su espalda durante la elevación al colocar una rodilla en la cama para simular la postura escalonada de los pies y la amplia base de apoyo ya descritas. Mantén a la persona cerca de tu cuerpo para reducir la flexión de tu espalda y el uso de los músculos más débiles que ahí se encuentran. Mantén siempre la espalda recta. Si utilizas una cama de hospital, eleva la cama a la altura de tu cintura para evitar inclinarte. Evita que tu familiar te sujete del cuello porque esto supondrá un esfuerzo innecesario para esa parte.

Los equipos para transporte de pacientes, como las grúas Hoyer, Sara o Vera, deben utilizarse solo después de haber recibido capacitación de un especialista, como un enfermero o fisioterapeuta. El uso de dispositivos mecánicos que ayudan a cargar es una técnica específica que requiere la consulta de un especialista.

ASPECTOS PARA RECORDAR

- La comunicación puede volverse menos verbal. Observa las expresiones faciales y el estado emocional de tu familiar para guiar acciones y discusiones.
- Las señales y los síntomas de dolor son relativamente comunes e incluyen la respiración (normal, laboriosa o con hiperventilación esporádica, laboriosa y ruidosa, o largos períodos de hiperventilación), el habla o vocalización negativa (gemidos, lamentos, llanto), la expresión facial (triste, asustada o con muecas), el lenguaje corporal tenso (andar de un lado a otro, no dejar de moverse, puños cerrados, apartarse, empujar o golpear) y la incapacidad de consolar o distraer al individuo de la inquietud o el llanto.
- Las necesidades de cuidados diarios deben modificarse para proporcionar apoyo de manera personalizada a medida que se pierde independencia. Bañarse, vestirse, ir al baño y comer requerirán un apoyo más directo. Quizá se tendrán que tomar los baños en la cama, la elección de la ropa puede requerir una modificación para que alguien más pueda ayudar y tal vez sea necesario programar las visitas al baño, junto con cambios frecuentes de pañales o calzoncillos para la incontinencia y el aseo de la zona.
- Se han observado mejores resultados en salud y calidad de vida cuando hay un buen cuidado bucal. Mouth Care Without a Battle es un método

probado para capacitarte o capacitar a familiares en cómo ayudar en el cuidado bucal.

- Modificar la consistencia de los alimentos, añadir dulzor a la comida y aumentar los líquidos (por encima de la ingesta de alimentos sólidos) son estrategias tempranas comunes que se utilizan a medida que se pierden el apetito y la capacidad de comer por uno mismo. Cuando la deglución se vuelve difícil y comienzan los episodios de asfixia, hay que revisar los objetivos de los cuidados y prepararse para la fase final de la vida, ajustarse a la pérdida de peso y fomentar experiencias de calidad menos enfocadas en la comida.

- Disminuye los episodios de incontinencia al tratar el estreñimiento, modificar el horario de los medicamentos, reducir las sustancias que estimulan la vejiga y probar un horario de vaciado cronometrado.

- Cuando se produzca la incontinencia, procura reducir al mínimo el tiempo que la orina o las heces están en contacto con la piel para optimizar el cuidado de la piel y evitar la dermatitis asociada a la incontinencia o las llagas.

- La mejor manera de prevenir las llagas es cambiar de posición, minimizar las fuerzas de rozamiento sobre la piel, controlar la humedad (incontinencia y sudor) y proporcionar una buena nutrición. Obviamente no es posible maximizar todas estas condiciones cuando el foco de atención se desplaza al final de la vida. En ese momento, las opciones personales y la comodidad en cuanto a la posición y la nutrición deben equilibrarse con un control adecuado del dolor y el cuidado local de la piel.

- A medida que la movilidad se vuelve más limitada y la persona pasa mayor tiempo en una silla o cama, las técnicas adecuadas para cargarla evitarán lesiones tanto para el cuidador como para los familiares. El principio fundamental es comprender los límites físicos de la acción de cargar y, si la situación no es segura, busca ayuda.

- Deben estudiarse y practicarse las técnicas de levantamiento adecuadas en cada carga.

PLAN DE ACCIÓN

- Para ayudar a la comunicación no verbal, lleva un diario donde registres qué expresiones o comportamientos pueden indicar fatiga, hambre, incomodidad o alegría.

- Anota o haz un seguimiento en una bitácora de los síntomas consistentes con el dolor, como dificultad para respirar, habla o vocalización negativa, lenguaje corporal tenso, inquietud o llanto. A continuación, registra las acciones que mejoran o empeoran dichos síntomas; incluye, pero no te limites a la comida, el silencio, la estimulación, los analgésicos, los baños de agua caliente o el descanso.
- Si algún aspecto del cuidado personal (aseo, vestido, cuidado de la boca, visitas al baño o incontinencias) te resulta difícil o abrumador, ponte en contacto con una agencia de salud para que te brinde capacitación sobre los cuidados.
- Prevén las llagas conociendo su causa y las acciones que pueden ayudar a prevenirlas: cambiar de posición, evitar las fuerzas de rozamiento, mantener la zona seca y promover una buena nutrición.
- Practica la manera adecuada de cargar en cada levantamiento: mantén la espalda recta, levanta con las piernas, mantén el estómago apretado, utiliza una postura escalonada y al ancho de los hombros, y mantente cerca de la persona que vas a cargar.

LECTURAS Y RECURSOS ADICIONALES

Existen pocos libros que orienten sobre los cuidados diarios. Muchos sitios web tienen recursos e información maravillosos.

- Alzheimer's Association (https://www.alz.org/?lang=es-MX)
Este sitio web contiene una gran cantidad de material. El Caregiver Center tiene vínculos que se conectan con estrategias de cuidados para planes diarios, actividades, comunicación, alimentación, música y arte, y cuestiones de cuidado personal (como incontinencia, baño, vestido, arreglo personal y cuidado dental).

- Alzheimer's Foundation of America (https://alzfdn.org/es/)
Esta página, fundada en 2002 con la misión de proporcionar atención y servicios óptimos a las personas que viven con la enfermedad de Alzheimer y demencias relacionadas, incluye una sección para el cuidado que proporciona hojas informativas y otros recursos relacionados con la prevención de caídas, la incontinencia, consejos de alimentación, la comprensión de las conductas como forma de comunicación y mucho más.

- **Family Caregiver Alliance** (https://www.caregiver.org)
La información de este sitio es abundante e incluye una amplia lista de recursos para clases, videos, hojas informativas, seminarios web y mucho más.

Capítulo 8

Cambios en las necesidades del cuidador y de la pareja al final de la vida

Las estadísticas sobre los servicios de cuidado y asistencia son asombrosas. Cerca de 45 millones de adultos estadounidenses cuidan de otra persona adulta y casi todos (83%) son familiares, amigos o cuidadores no remunerados. Estos cuidados van acompañados, sin duda, de un gran costo en términos de tiempo, dinero y emociones. Los cuidados no remunerados requieren horas de tiempo, de las cuales ya no se podrá disponer para dedicarlas a otros miembros de la familia o al trabajo. Así pues, ¿qué ocurre cuando las necesidades de cuidados siguen en aumento a medida que la demencia avanza hacia el final de la vida?

SABER CUÁNDO ES EL MOMENTO DE PEDIR AYUDA
• La historia de la familia Kenny •

Lloré. Todas las noches. De camino a casa, a veces el llanto empezaba antes de salir del vestíbulo del centro para la tercera edad. Lloraba en silencio si mis hijos estaban conmigo; de manera más abierta si estaba sola, con las ventanillas del coche abajo, tragando grandes bocanadas de aire, estrés y tristeza. La mujer del espejo se había vuelto irreconocible. Estaba demacrada, con los ojos inyectados de sangre, con la boca siempre fruncida o apretada. Hacía demasiadas cosas y no había visto las señales de advertencia en el camino, aunque había habido muchas.

A un amable comentario de mi esposo de que quizá ya había saturado mi vida de actividades, respondía con un "¿Y de qué me perdí?". Mis hijos suspiraban cuando los llamaba para decirles que la cena estaba en la olla y que llegaría a casa "en un rato". Mis compañeros de trabajo me ofrecían una taza de café después de verme cabecear en las conferencias o de llegar tarde a una reunión.

Sabía que algo no estaba bien cuando no podía recordar la última vez que me había reído y yo suelo reír mucho. Me río cuando estoy contenta, avergonzada, culpable, nerviosa o frustrada, pero no cuando estoy agotada o triste. Definitivamente estaba agotada y triste.

Todos los libros de autoayuda nos recuerdan que *primero* debemos cuidarnos a nosotros mismos para tener algo que dar; los auxiliares de vuelo comienzan cada vuelo aconsejando a los pasajeros que se pongan su propia máscara de oxígeno antes de ayudar a los demás. Como cuidadora, necesitaba ayuda (y en muchos sentidos). Hice un inventario y primero descubrí lo que necesitaba: tiempo, apoyo, ejercicio, calma y diversión. Me di cuenta de cuánto necesitaba a mi familia: ayuda con los deberes y algo de entretenimiento en familia. También me percaté de lo que necesitaba mi madre: atención bien enfocada por las noches. Aprendí a pedir ayuda, a pagar por ella y negociar. Empecé a usar bloques de tiempo (de 10 a 20 minutos) de maneras muy diferentes para adquirir lo que necesitaba y cuidarme a mí misma mientras cuidaba a mi madre.

Comencé poco a poco, pero me aseguré de hacer cambios cada semana. Primero, encontré a una mujer fabulosa para visitar y cuidar a mi madre cuatro noches a la semana. Encontrarla me tomó tiempo y energía, pero fue tiempo bien empleado. Si hubiera hecho una sola cosa, esta habría sido.

Me liberó para pasar tiempo con mis hijos, salir cada mes con mis amigas, terminar mi trabajo y acostarme a tiempo la mayoría de las veces. Tuve la energía suficiente para empezar a hacer ejercicio con mi madre. Hicimos de esos bobos aeróbics y yoga en silla que vienen en videos y, aunque no siempre participaba, al menos la entretenía. Encontré un buen terapeuta y empecé a meditar a diario para ayudarme con el llanto y la pena y para cultivar la calma que ansiaba.

El alcance del impacto de los cuidados

Un exhaustivo informe de 2016 de la Alzheimer's Association estima que quienes viven con demencia reciben *18 mil millones de horas de asistencia no remunerada al año*. De las personas de la comunidad que viven con demencia, el 92% depende al menos de otra persona para que los ayude, mientras que el 30% depende de tres o más cuidadores. El documento de la Alzheimer's Association describe también quiénes prestan estos cuidados. La mayoría de los cuidadores (66%) vive en la misma casa que la persona con demencia. La mayoría de las personas que dicen tener la mayor responsabilidad de los cuidados son mujeres (66%), a menudo las hijas (33%), con un título universitario o superior (40%), pero con un ingreso familiar de 50 mil dólares o menos.

El tiempo que se invierte en los cuidados recae de manera desproporcionada en las mujeres, que dedican más horas semanales a los cuidados que los hombres. Por último, casi una cuarta parte de las personas que cuidan a un enfermo de Alzheimer (o de alguna demencia afín) también cuida a niños menores de 18 años, es decir, son la *generación sándwich* de los cuidadores.

SER UN CUIDADOR DE LA *GENERACIÓN SÁNDWICH*
• La historia de June •

June era una mujer alegre y divertida que también podía volverse severa y fría si sentía que el bienestar de sus tres hijos o de su madre estaba en peligro. Todos vivían juntos y compartían mucho apoyo emocional y mutuo. June y yo nos hicimos amigas en el voluntariado.

En las reuniones, ella me contaba sobre la pérdida de memoria y el deterioro cognitivo de su madre y sobre cómo todos los miembros de la familia lo enfrentaban. Su madre la ayudaba con el cuidado de los niños, llevándolos a las actividades extraescolares, a las revisiones, y preparando la cena familiar. Lo más importante para ella era que su madre evitaba que los niños se metieran en problemas mayores hasta que regresara a casa después del trabajo.

Ahora saltemos tres años después. Un día, la señora Yates olvidó recoger a los niños. Comenzaba a irritarse con facilidad por el ruido, y la preparación de la cena era cada vez menos consistente. June sabía que necesitaba más apoyo.

Su primer paso fue hacer que su hija mayor, ahora de 15 años, empezara a ayudar a su abuela con los horarios y la preparación de las comidas, pero June y la señora Yates buscaban más consejos.

El problema mayor era cómo lograr que *toda la familia* se adaptara a la situación. El estrés por los cambios de la señora Yates estaba afectando a todos de diferentes maneras.

Aunque June era una persona muy positiva y proactiva, sus necesidades se perdían entre las de sus hijos y las de su madre. Había dejado de hacer ejercicio, comía más, había subido de peso y dejado de salir.

En palabras de June, el estrés era producto de la combinación de las crecientes necesidades de atención de su madre, la resistencia de esta a renunciar a su papel de cuidadora de los niños, la propia tristeza de June por el continuo declive de su madre y que todo esto había comenzado hacía ya algunos años.

Durante una visita reciente, June se atrevió a hablar. Quería hablar conmigo y con su madre sobre la necesidad de cambiar la situación de vida de la familia o explorar estrategias para ayudar a la señora Yates a quedarse en casa.

June siempre había respetado las opiniones de su madre, incluso con su reducida capacidad de decisión y su pérdida de memoria, pero informó que su madre se ponía cada vez más agitada e inquieta cuando la dejaban sola por la mañana y no paraba de llamarla ni de dejarle mensajes angustiosos.

Hacía poco tiempo, había empezado a salir más de casa y ya se había perdido en varias ocasiones, pues caminaba durante horas antes de encontrar la escuela o la estación de policía. Ella solo recordaba uno de estos episodios y sentía que era más seguro quedarse en casa.

June quería conocer los programas diurnos en las estancias de día o residencias para adultos mayores, pero eso molestaba a su madre. Entonces comenzamos con la conversación difícil.

La señora Yates falleció una semana después mientras dormía, probablemente por un derrame cerebral. A June le preocupaba que la conversación sobre el cambio en su situación de vida hubiera contribuido, o incluso causado, la muerte de su madre.

Habíamos hablado de los retos que supondría adaptar los cuidados durante las últimas etapas de la demencia y que iba a ser necesario hacer cambios para toda la familia. June tenía muchos sentimientos encontrados.

Reconocía su alivio de que su madre no tuviera que mudarse, pero lamentaba no haber tenido los recursos necesarios para satisfacer sus necesidades de cuidados y la culpa de que la conversación y el estrés por la necesidad de un cambio pudieran haber contribuido al derrame cerebral.

Aunque no hay manera de saber si existía una base real para la preocupación de June, esos eran sus verdaderos sentimientos y emociones.

Impacto de los cuidados y estrategias de ayuda

Impacto de los cuidados en la salud física

RECONOCER EL ESTRÉS Y LAS POSIBLES CONSECUENCIAS EN LA SALUD DE LOS CUIDADORES

• La historia de los Murray •

Era el primer día de clínica para la doctora Wong, una nueva practicante de medicina geriátrica. Era tranquila y educada. Mientras la orientaba sobre la clínica y sus procedimientos, la enfermera guiaba por el pasillo al señor y la señora Murray. La señora Murray era la única paciente que tenía la doctora Wong aquel día, para una evaluación de la memoria. El señor Murray estaba encorvado y caminaba lentamente, mientras guiaba a su esposa, un tanto desaliñada, a la sala de pruebas. La doctora los siguió y cerró la puerta. A los 15 minutos, vi encenderse la luz roja afuera de la sala de pruebas, una señal de que algo se necesita en la sala. Avisé a las enfermeras que iba a entrar con la doctora Wong, pues pensé que quizá era una señal para mí. Cuando abrí la puerta, la doctora Wong, con los ojos muy abiertos, dijo: —Creo que está sufriendo un ataque. —Examiné a la señora Murray, que estaba sentada en la mesa de pruebas, pero nada parecía estar mal—. No, doctora Kenny, es el *señor* Murray.

El señor Murray estaba desplomado en la silla de la esquina, con el lado derecho de la cara y el brazo izquierdo colgando flojos, y murmurando palabras ininteligibles. Llamamos a la ambulancia para que llevara al señor Murray a la sala de urgencias y también al contacto de emergencia, una vecina que figuraba en la documentación, para que atendiera a la señora Murray. Cuando llegó, la vecina nos dijo que el señor Murray había hecho cuanto había podido para cuidar de su esposa, pero que la tensión ya era demasiada. Aquella cita la había programado justo para comenzar a investigar opciones de apoyo diurno y nocturno. Los Murray no tenían familiares. Por desgracia, el señor Murray falleció a causa de un derrame cerebral y a la señora Murray la ingresaron de urgencia a un centro de cuidados prolongados.

La situación de los Murray ilustra el estrés potencial y el efecto en la salud física que pueden derivarse de la prestación de cuidados. Tres cuartas partes de las personas que cuidan a alguien con demencia dicen estar preocupadas por su propia salud. Existe un riesgo de deterioro de la salud del 41% por atender a un familiar con demencia durante el último año de sus cuidados. Los estudios muestran como evidencia de esto un aumento de los biomarcadores fisiológicos de enfermedades crónicas que indican una sobrecarga, como aumento de las hormonas del estrés, hipertensión, mala cicatrización de las heridas e incremento de los marcadores de riesgo cardiovascular.

Del mismo modo, las personas que cuidan a alguien con demencia son más propensas a considerar su salud como regular o mala en comparación con la de las personas no cuidadoras. La simple autoevaluación de la salud es un fuerte predictor de las futuras necesidades de atención médica y de la mortalidad.

Por el contrario, también hay estudios que demuestran que cuidar puede ser una experiencia positiva, lo que apunta a la esperanza de que, con un cambio de enfoque, lejos de los aspectos estresantes del cuidado, haya una forma de ofrecer amor y apoyo sin hacerse daño.

Impacto de los cuidados en la salud emocional

RECONOCER LAS POSIBLES CONSECUENCIAS DE LOS CUIDADOS EN LA SALUD EMOCIONAL

• La historia de Sarah •

Sarah, una mujer tímida de pelo ensortijado que llevaba una sudadera holgada, se acercó al escritorio para nuestra cita. La acompañaba su hija Jen, una mujer más alta y elegante que mantenía su mano cariñosa en la espalda de su madre.

Nos sentamos en una sala tranquila y repasamos parte del historial médico de la madre de Sarah antes de su reciente traslado a una residencia para adultos mayores. La voz de Sarah se entrecortaba y se encendía en algunas partes de la historia. Le pregunté si se estaba cuidando ella misma ahora que las necesidades físicas de su madre se atendían por completo en la residencia.

Jen, que no había retirado la mano de la espalda de Sarah durante toda la entrevista, se sentó más erguida y sus ojos se abrieron de par en par. Sarah respondió que sí, pero Jen negó con la cabeza.

Su hija incitó a Sarah a reconocer que había pasado todo el día en el centro de cuidados, que se sentía culpable y avergonzada cuando se iba, que no había tomado vacaciones en ocho años, que hacía poco le habían realizado una cirugía urgente que al final no resolvió una molestia estomacal, que su médico de cabecera le había ofrecido medicamentos contra la ansiedad y según él mismo "ya no sabía qué más ofrecerle". Mientras relataba estos hechos sobre ella misma, sus emociones iban de la desazón a la rabia, pasando por las lágrimas. Jen contó su propia frustración porque "no podía ayudar a mamá a entender que la abuela tenía necesidades, pero también ella (Sarah)". Dedicamos la siguiente media hora a discutir sobre los beneficios de la terapia y sobre la evaluación de la depresión. También hablamos del autocuidado compasivo para que Sarah pudiera seguir ofreciendo a su madre un excelente cuidado emocional.

Prestar cuidados (o asistencia) puede ser una experiencia emocional maravillosa. Debido a la enfermedad avanzada de mi madre, aprendí a vivir con autenticidad de una manera nueva. Aprendí a sentir en lugar de pensar las relaciones. Aprendí a ampliar mi capacidad de comunicación no verbal. Aprendí a ver el amor en los ojos de alguien de una forma nueva y maravillosa. Pero hubo otra cara de la moneda. También necesité aprender a sentir y liberar el dolor (por los recuerdos y la pérdida de la personalidad de quien me crio, por ya no volver a escuchar las historias de mi infancia en voz de alguien que me quería más que cualquier otra persona). Por último, necesité reaccionar ante conductas ajenas a mi relación con mi madre: sus arrebatos de ira, mi impaciencia y mi fatiga.

De los cuidadores familiares, el 59% considera que el estrés emocional de los cuidados es alto o muy alto. Este nivel de estrés puede conducir al agotamiento y la desatención. Si el estrés no se maneja de manera saludable, los cuidadores corren un mayor riesgo de agotamiento, insomnio y, potencialmente, depresión. Se dice que el 40% de los cuidadores sufre de depresión, y los índices aumentan a medida que avanza la demencia y aumentan las necesidades de cuidados del familiar. La depresión tiene sus propias cargas y puede llevar al abuso en el consumo de alcohol o drogas, al maltrato verbal o físico del familiar, al descuido o a una transición prematura a los cuidados prolongados.

¿Qué se puede hacer? Desde el punto de vista emocional, la verdad es que mucho; pero debemos estar dispuestos a pedir y recibir. En su libro *The Etiquette of Illness,* Susan P. Halpern relata una serie de historias acerca de cómo comunicarse en relación con las enfermedades. Las historias son conmovedoras e instructivas y, aunque se centran sobre todo en la comunicación con personas que padecen cáncer, pueden ser útiles para cualquier persona que se enfrente a una enfermedad prolongada, crónica e incapacitante. Ilustran cómo decir "esto es demasiado para mí en este momento" para que puedas pedir apoyo a quienes te rodean de manera positiva. Recuerdan a los cuidadores que deben hacer una pausa y poner los pies en la tierra antes de comprometerse a cuidar de alguien.

Las sugerencias para lograrlo incluyen comer bien, hacer ejercicio y mantenerse atento. Nutrir el cuerpo con alimentos saludables y evitar el exceso de alcohol o drogas como mecanismos de afrontamiento son unas excelentes primeras prácticas de autocuidado. Se ha demostrado que el ejercicio proporciona un gran alivio contra el estrés. Existen montones de datos sobre la práctica de la atención plena (*mindfulness*), ya sea por medio de la meditación, la oración u otros métodos, que demuestran que produce relajación. El doctor Herbert Benson de la Universidad de Harvard, pionero en la investigación sobre meditación y la respuesta de relajación, ha demostrado que tales prácticas dan lugar a un menor uso de medicamentos, mejoría en enfermedades crónicas como el intestino irritable, reducción del estrés, menor necesidad de servicios médicos y mejores resultados quirúrgicos.

Los cuidados y las relaciones

LA PÉRDIDA DE LAS ACTIVIDADES Y EL TIEMPO COMPARTIDOS
• La historia de Dan y Shane •

Dan, un hombre delgado y compacto, estaba sentado en una silla de ruedas, aferrado a los reposabrazos y con la cabeza inclinada de modo que la barbilla le tocaba el pecho. Cuando se le acercaban, murmuraba obscenidades intercaladas con gritos y decía que se alejaran de él. Su hijo Shane, un hombre más alto que él, pero también más esbelto y musculoso, quería hablar conmigo. Me describió la estrecha relación que había mantenido con su padre durante toda su vida. Admiraba su empuje y su ambición. Se dedicaron juntos a los negocios y eran propietarios de varios gimnasios. Hablaban de trabajo mientras se ejercitaban y sudaban juntos.

Los problemas de memoria de Dan habían comenzado como dolencias físicas, quizá porque tensaba los músculos para resistir su temor a "volverse loco". Tenía tremendos dolores de cabeza y de espalda. Había empezado a irritarse fácilmente con Shane, algo nuevo y extraño para su hijo. Además, Dan no era capaz de hacer ejercicio por sus problemas de memoria y de coordinación. Estaba paralizado de dolor durante muchos días y ya ni siquiera era seguro para él asistir al negocio. Shane lloró al describir la pérdida de su padre y de la amistad que había sido su día a día. Dijo que no sabía cómo estar con este "nuevo hombre" que se quejaba, le gritaba y no parecía poder aferrarse a la razón.

Dudo que un cambio en la relación con tu familiar vaya a ser un concepto nuevo para ti cuando debas asimilar las etapas finales de la enfermedad de Alzheimer o de las demencias relacionadas. A medida que la demencia empeora, aumentan los cuidados requeridos tanto por los familiares como por otras personas. Además, las experiencias compartidas cambian. Algunos pueden mantener un nivel de intimidad igual al de antes o incluso potencialmente mejor, pero la mayoría de las veces la intimidad cambia para mal. El intercambio de recuerdos, los hilos que antes conectaban a la familia, también cambian.

Junto con la carga añadida de los trastornos de conducta que pueden acompañar la enfermedad, no es raro que la mayoría de las familias experimenten estrés y ansiedad en sus relaciones. Casi el 20% de los cuidadores sienten que no tienen más remedio que prestar cuidados, lo cual tensa aún más la relación. Las exigencias de los cuidados aumentan a medida que la persona con demencia se aproxima al final de su vida; por eso, alrededor del 60% de los cuidadores siente el deber constante de proveer cuidados.

Entender la demencia ayuda a sobrellevarla

¿Qué se puede hacer para ayudar? Existen pocas investigaciones que nos ayuden a responder esta pregunta, pero los estudios sugieren que si entendemos más sobre el proceso de la enfermedad y sabemos cómo trabajar con los cambios que la acompañan tendremos un camino a seguir. La educación puede ayudarte a explorar nuevas formas de continuar la relación con tu familiar. Las preguntas pueden pasar de "¿Te acuerdas de cuando...?" a otras que no se basen en la memoria como "Esta foto me recuerda cuando hacíamos galletas juntos. ¿Te gusta cómo huelen las galletas?".

Sé que yo aprendí a vivir con mi madre de manera más auténtica y presente durante su última etapa. Le hablaba sobre los rayos solares o sobre el frío en el aire en nuestros paseos al aire libre, en lugar de hablar de los planes a futuro o de pedirle consejo sobre cómo lidiar con mis hijos. Me fijaba en sus señales no verbales para ver si lo que le decía le parecía bien. Dedicamos más tiempo a mirar de cerca las flores o las briznas de hierba, a oler y tocar cosas juntas. Desarrollamos una nueva manera de estar cerca que no dependía de las palabras. Me encantaba cuando podíamos conectarnos por medio de nuestros ojos. Ella tenía que estar bien descansada, y no siempre duraban mucho tiempo, pero nuestros momentos frente a frente son ahora algunos de los recuerdos más tiernos que tengo de ella.

Grupos de apoyo

Los grupos de apoyo también pueden ser útiles. La conexión directa que puedes perder con tu familiar podría ser el elemento de afinidad para establecer relaciones estrechas y significativas con otros. Si te preguntas qué puedes obtener en un grupo de apoyo o no te atreves a unirte, te sugiero que leas *The Caregivers,* de Nell Lake. Este libro ofrece una visión íntima de los grupos de apoyo para cuidadores, cómo funcionan y qué relaciones y consejos puede recibirse en ellos. Varios de los familiares de mis pacientes afirman que al principio se mostraban reacios a unirse a grupos de apoyo, pero que estos acabaron por convertirse en un salvavidas para lidiar con la odisea que implica brindar cuidados asistidos a alguien con demencia.

El grupo puede brindar consejo, apoyo, experiencia, amor —a veces, amor con mano dura— cuando los rigores de los cuidados están en desequilibrio con los placeres.

Recursos y comunidad en línea

También hay material educativo y apoyo en línea. Los sitios web de la Alzheimer's Association (www.alz.org), Health in Aging (www.healthinaging.org) y la Alianza de Cuidadores Familiares (www.caregiver.org) son recursos magníficos para cuidadores y contienen una gran cantidad de información confiable sobre la demencia y los cuidados en casa. También es posible crear una comunidad en línea.

Mi hermana me contó la historia de una amiga que utilizó Facebook para pedir cosas que necesitaba como apoyo emocional (y de otros tipos) durante su enfermedad. Su petición favorita era ¡videos divertidos de gatos! Tú puedes pedir todo lo que quieras, desde historias inspiradoras hasta consejos sobre cuidados y actividades que consideres seguras y de apoyo para ti y tu familiar. Si necesitas una oración, pídela. Un oído atento, pero no un consejo, pídelo.

Los cuidadores a menudo son cuidadoras, pero justo las mujeres tienden a no pedir. Varias razones personales y sociales suelen desalentar a las mujeres para pedir demasiado, pero una vez que lo saben, pueden superarlo. En *Las mujeres no se atreven a pedir,* Linda Babcock, profesora de economía de la Universidad Carnegie Mellon de Pittsburgh (Pensilvania), expone varias investigaciones en torno a por qué las mujeres no piden lo que necesitan, quieren y merecen en casa o en el trabajo, y luego esboza estrategias para empezar a negociar, de tal modo que se satisfagan las necesidades de todos.

Los calendarios y centros de coordinación en línea permiten que otras personas sepan cuándo alguien necesita comer o hacer compras y también ofrecen actualizaciones de manera segura, de tal modo que pueda reducirse la repetición del mismo mensaje a los familiares y amigos preocupados. Algunos ejemplos de sitios gratuitos y seguros que se pueden considerar son CaringBridge, una organización sin ánimos de lucro que alberga información personal sin publicidad (caringbridge.org), Lotsa Helping Hands (lotsahelpinghands.com) y Care Calendar (carecalendar.org).

Cuando la sugerencia de crear un grupo de apoyo en línea te parezca demasiado abrumadora, pide a un amigo o familiar lejano que se encargue de esta tarea y que luego te capacite. O quizá prefieras un apoyo menos sofisticado. Considera la posibilidad de elaborar un árbol telefónico. Llamas a una o dos personas con peticiones o información y ellas se encargan de difundirlo por medio del árbol. Cada persona se pone en contacto con la siguiente de la lista, esta con la siguiente y así hasta que se haya contactado a todas las personas del árbol. Si no se puede contactar a la siguiente persona de la lista, quien llama salta al siguiente nivel para que la cadena no se rompa. Para garantizar que se ha notificado a todas las personas que deben conocer la petición o el suceso, la última persona de la lista debe llamar a la primera para completar el ciclo. Es importante que cada persona del árbol tenga la información actualizada y varios números de teléfono (celular, casa, trabajo) si es necesario.

Respeta el acto de dar y de recibir en las relaciones

Construye tu sistema de apoyo y sé creativo a la hora de ampliarlo. A muchas personas les encanta ayudar, pero a menudo no saben lo que se necesita. Hay mucha alegría en el dar. A veces es difícil aprender a recibir, pero, si logras entender que el recibir aporta un propósito y un significado a los demás, es más probable que te acerques a ellos.

Joan Halifax, doctora, maestra budista, sacerdotisa zen, antropóloga y pionera en el campo de los cuidados para el final de la vida, realiza un ejercicio en el que dos personas caminan juntas, una con los ojos vendados mientras la otra guía. Luego se invierten los papeles. Cuando dirigen, los individuos dicen sentirse fuertes, poderosos, serviciales y abiertos. Cuando son guiados, se sienten viejos, débiles y dominados.

Escuchar cómo se realiza este ejercicio me ayuda a entender por qué las personas son reacias a pedir ayuda y me orienta para hallar un equilibrio en la relación entre dar y recibir, de modo que ambas partes se beneficien, aun reconociendo que al principio podría haber sentimientos de pérdida del control. Comprender la dinámica de dar y recibir puede abrirte a ampliar tu capacidad de pedir ayuda y a hacerlo desde una posición fuerte, sin por eso dejar de agradecerlo.

Impacto de los cuidados en el trabajo

El informe de 2016 de la Alzheimer's Association ofrece muchas estadísticas sobre los cuidadores. Para cumplir con su deber, los cuidadores suelen cambiar sus horarios de trabajo de muchas maneras: abandonan su puesto de trabajo (9%), piden licencia (15%), reducen la jornada a medio tiempo o aceptan un empleo menos exigente (13%), se jubilan por adelantado (8%) o rechazan un ascenso (7%). La mayoría (54%) dice haber modificado su tiempo de trabajo para llegar tarde, salir antes o tomar tiempo libre. Algunos (8%) afirman que su rendimiento en el trabajo se vio afectado a tal grado que los despidieron.

Las estadísticas anteriores ilustran de manera muy sencilla un potencial enorme de repercusión financiera. La pérdida estimada en salarios, pensiones y prestaciones de seguridad social, por ejemplo, es de más de 300 mil dólares a lo largo de la vida del cuidador. Entonces, ¿qué se puede hacer para ayudar?

Licencia de cuidados médicos

Protege tu seguridad laboral para obtener el tiempo libre necesario presentando a tu empleador un comprobante oficial de licencia médica o el documento equivalente que se expida en tu región para beneficiarte del tiempo que la ley te otorga para los cuidados médicos.

Contrata ayuda

Considera la posibilidad de contratar a alguien que te ayude con las responsabilidades del hogar. Calcula tu salario por hora, y si puedes permitirte contratar a alguien que te apoye por menos que eso, podría resultarle extremadamente útil. Los responsables de los cuidados *pueden* hacer todo, pero la responsabilidad es una carga.

¿Puedes contratar a alguien que cocine tres veces a la semana para tu familia? Lo más probable es que las sobras alcancen para una cuarta noche. La comida para llevar o a domicilio puede ayudarte con otra cena más. En mi familia, cenábamos lo mismo que desayunábamos unas dos veces al mes y comíamos pasta sencilla con salsa marinara embotellada y ensalada dos veces al mes, lo cual alcanzaba para una sexta noche sin mucha dificultad. Los domingos mi madre y yo preparábamos una comida completa en la cocina. Entre semana, por lo regular solo hacía un asado o jamón, algo que pudiera convertirse en una sopa o en un platillo fácil de cocinar, como tacos o carne de cerdo en salsa *barbecue*.

Puedes encontrar ayuda para otras tareas domésticas que no requieren un toque personal, como el lavado de ropa. ¿Hay servicios de lavado y doblado en tu barrio? ¿O podrías encontrar a alguien que lo haga por medio de Craigslist (www.craigslist.org)? Si tu economía es limitada y no te importa lavar la ropa, pero odias cocinar, tal vez puedas negociar que algún amigo cocine para ti mientras tú le lavas la ropa.

La próxima vez que hables sobre el clima o de deportes con tus compañeros del trabajo, pregúntales cuál es su secreto para equilibrar el trabajo y las obligaciones familiares. Tal vez te proporcionen algún ingrediente secreto que te funcione. Cuando mis hijos eran pequeños, me pasaba horas en la biblioteca por la diferencia de edad que hay entre ellos: uno jugaba en la zona infantil mientras yo me sentaba en una mesa para ayudar a otro a hacer su tarea y el tercero se entretenía en la computadora con juegos educativos. Durante esos momentos, buscaba en las estanterías libros que me ayudaran a conciliar el trabajo y la familia. Uno que me pareció entretenido y acertado es *A Housekeeper Is Cheaper Than a Divorce*, de Kathy Fitzgerald Sherman.

Ella ofrece una excelente argumentación para elegir contratar a alguien que ayude en el aseo de la casa, de modo que el tiempo y la energía que se invierte en ello pueda dedicarse a las relaciones. El libro describe cómo encontrar, contratar y capacitar a una trabajadora doméstica. Para alguien que se reparte entre el trabajo, los cuidados, la crianza de los hijos y la cordura personal contratar ayuda es una vía potencial que no hay que descartar.

Compartir los cuidados con otros

Otro movimiento que surgió de la preocupación por un amigo en situación de necesidad fue Share the Care. El proceso de formación de una comunidad de ayudantes se describe en el libro del mismo nombre escrito por Cappy Capossela y Sheila Warnock. Esta guía puede utilizarla una familia para ayudar a cuidar a una persona con enfermedad de Alzheimer o con demencia. En ella se describe cómo una comunidad de cuidadores puede evitar el agotamiento que suele acompañar a un número demasiado reducido de personas involucradas en el apoyo de alguien con necesidades complejas de cuidados. Comienza de manera sabia, con ejercicios para unir a la comunidad de cuidadores, y advierte sobre la posible resistencia de los cuidadores principales, que pueden no querer incorporar a otros por el temor de perder su papel de cuidador. El libro trata sobre cómo lidiar con estas preocupaciones y sostiene con firmeza, con lo cual concuerdo, que, si una persona o una familia puede superar estas preocupaciones, la comunidad de cuidadores ayudará más allá de lo que sueñan. Sus pequeñas decisiones y cargas cotidianas se aliviarán.

Una amiga mía, al recibir su diagnóstico, se apoyó en unas cuantas personas que hasta ese momento habían sido meros conocidos. Su situación familiar era compleja: estaba divorciada, tenía hijos adolescentes, una madre anciana y un hermano con discapacidad. Su enfermedad y muerte, aunque portadoras de crecimiento en muchos sentidos para todos los involucrados, también fueron agotadoras porque éramos pocos, cada uno con su propia vida compleja. Si hubiera ampliado su comunidad y se hubieran delimitado claramente las responsabilidades, como se indica en *Share the Care*, creo que podríamos haber evitado parte del dolor.

He aprendido algo —pero no lo suficiente— de esta experiencia con mi querida amiga. Al principio, yo rechacé toda ayuda en mi propio proceso con mi madre, pero luego reconocí que tenerla viviendo en mi casa no era una buena opción porque tenía otras responsabilidades familiares y laborales (tres hijos pequeños y mi guardia en un servicio hospitalario).

Vaya que compartí responsabilidades con mi familia: había un experto en derecho, una experta en finanzas, una experta en conexión-comunicación-relaciones, el alma devota que enviaba amor y curación en todo momento, y yo me mantuve como la experta en medicina.

Consejos para lidiar con el día a día, aliviar el estrés y cuidar de uno mismo

Visión expandida de la enfermedad

Recuerda que el proceso de la demencia puede tener muchos buenos momentos mezclados con tensiones. Un señor con alzhéimer en fase inicial organizó y orquestó un evento que resumía su experiencia desde el diagnóstico. Dijo que al principio estaba enfadado, pero que experimentó una transformación y acabó por ver su diagnóstico como un regalo: una apertura a su lado creativo y a una faceta que reconocía la importancia de las relaciones en su vida. El acto fue muy conmovedor, ya que todos los presentes "vimos" el diagnóstico de alzhéimer a través de una lente distinta: un espacio optimista y abierto para el crecimiento y el descubrimiento.

La esposa del señor comentó que ella no había avanzado tanto en su aceptación o visión de la enfermedad como lo había hecho su marido. Aceptó, con su marido como guía, que está empezando a ver que el diagnóstico ha tenido algunos efectos positivos en su relación y cambió su visión de la enfermedad a algo más complejo que la "experiencia terrible, agotadora y que chupa el alma" que imaginó el día del diagnóstico. Al expandir su perspectiva sobre la enfermedad, fue capaz de eliminar parte de la sensación original de carga. Yo reconocí que, guiada por mi madre y por los pacientes de mi consulta, había crecido de una manera similar. Al ver la enfermedad como algo expansivo en otros aspectos de la vida, me abrí a todas las emociones y experiencias, y empecé a descubrir que las buenas a menudo superaban a las malas. De etiquetar las experiencias como "buenas o malas" pasé a un estado de *ser* y aceptación (una forma mucho más positiva de vivir el día a día).

Salir del aislamiento y entrar en la sociedad

El aislamiento puede empeorar los sentimientos cotidianos de estrés. En Estados Unidos, han empezado a surgir movimientos que promueven una sociedad amigable con la demencia y cada vez tienen más arraigo. El primero de ellos, iniciado en el Reino Unido, es una iniciativa dedicada a apoyar a las familias que viven con una persona con demencia y ayuda a toda la comunidad a entender las complejidades de esta enfermedad al reducir el miedo y fomentar el acceso y la inclusión de quienes viven con demencia y sus familias en las actividades de la comunidad. Las investigaciones revelan que comunidades como estas mejoran el bienestar tanto de las personas que viven con demencia como de sus cuidadores. Estas comunidades cuentan con un transporte seguro y accesible; sus negocios permiten realizar transacciones adecuadas y fluidas; y el entretenimiento incluye las capacidades e intereses de todos, incluidos los que viven con demencia.

ASPECTOS PARA RECORDAR

- Los familiares proporcionan la mayor parte de los cuidados a las personas que viven con demencia. Son cuidados no remunerados y, aunque proporcionan un sentido de propósito, comunidad y amor, también van acompañados de tensión física, emocional, financiera y relacional.
- Aunque la salud de los cuidadores puede beneficiarse de su actividad y compromiso, es más común que obtengan malos resultados médicos derivados de sus tensiones físicas y fisiológicas. La provisión de cuidados tiende a fomentar el desarrollo de tensión emocional, y esta puede aumentar a medida que avanza la demencia y se incrementan las necesidades de cuidados de su familiar.
- La relación con un familiar con demencia cambiará constantemente. Es posible que tengas que cultivar otras relaciones para que te apoyen durante cada fase del proceso.
- Aprender más sobre la demencia, su evolución típica y los consejos para los cuidados puede aliviar parte del estrés derivado de la imprevisibilidad de los cuidados y la cronicidad de las responsabilidades. Existen varios sitios web y recursos, descritos en este capítulo.

PLAN DE ACCIÓN

- Aprende todo lo que puedas sobre la demencia y la evolución de la enfermedad para ayudarte a planificar y preparar las próximas necesidades de cuidados.

- Desafía las estadísticas que evalúan la carga de los cuidados en la salud física y emocional mediante un buen autocuidado que incluya nutrición, hábitos saludables como el ejercicio y un consumo moderado de alcohol. Los cuidadores no deben descuidar su propia salud, tanto en el aspecto preventivo como en el de la atención de sus problemas de salud actuales.

- Practica actividades que reduzcan el estrés, como la meditación, o realiza una actividad que te brinde relajación personal (como pintar o cantar).

- Mantente atento a las señales de depresión, como insomnio, irritabilidad, agotamiento, falta de disfrute en cualquier actividad, llanto o uso de alcohol o drogas para hacer frente a la situación. Si aparecen estas señales, ponte en contacto con tu médico para que te ayude y, de ser necesario, te encauce.

- Considera la posibilidad de acudir a un grupo de apoyo o de crear una comunidad de cuidados y estudia la manera de compaginar los cuidados con el trabajo fuera de casa.

--------------------- LECTURAS Y RECURSOS ADICIONALES ---------------------

- *The Caregivers: A Support Group's Stories of Slow Loss, Courage, and Love,* de Nell Lake. Nueva York: Scribner, 2014.
  Este libro de relatos sobre un grupo de apoyo se centra en los retos personales de los cuidadores y ofrece apoyo para sus historias y temas en común. También proporciona la visión de un grupo de apoyo para que sus miembros puedan decidir si el proceso es adecuado para ellos.

- *Share the Care: How to Organize a Group to Care for Someone Who Is Seriously Ill,* de Cappy Capossela y Sheila Warnock. Nueva York: Touchstone Books, 2004.
  Esta guía explica cómo crear una comunidad o grupo de apoyo para las familias que cuidan a alguien que padece una enfermedad prolongada e intensa. El libro presenta ejercicios para conducir al grupo a encontrar una identidad y para respetar las necesidades de cada integrante y de quienes reciben el apoyo.

Referencias

Babcock, L. y S. Laschever. *Las mujeres no se atreven a pedir*. Barcelona: Amat, 2005.

Capossela, C. y S. Warnock. *Share the Care*. Palmer: Fireside Books, 1995.

Fitzgerald Sherman, K. *A Housekeeper Is Cheaper Than a Divorce*. Mountain View, California: Life Tools Press, 2000.

Halpern, S. *The Etiquette of Illness: What to Say When You Can't Find the Words*, Londres: Bloomsbury, 2004.

Capítulo 9

Muerte activa

¿Cómo pueden las familias reconocer la transición a la muerte activa? En este capítulo se describen las señales y los síntomas habituales en los últimos días o las últimas semanas de vida y cómo pueden cambiar en las últimas horas. Esto les ayudará a comprender los tratamientos típicos que se ofrecen en los últimos días. Numerosos ejemplos muestran cómo los amigos y familiares viven, afrontan y celebran esta etapa final.

RECONOCER EL INICIO DE LA MUERTE ACTIVA

• La historia de la familia Kenny •

—Está en el salón de belleza. —Me sorprendí un poco. Últimamente visitaba a mi madre tres veces al día, en parte para asegurarme de que cualquier nuevo cuidador que no la conociera, o no estuviera de acuerdo con sus deseos, respetara su voluntad de no comer, pero, sobre todo, porque sabía que sus días en este mundo eran limitados. El día anterior su cabeza se caía a la izquierda o a la derecha, aunque sus ojos me seguían a la perfección. Su incapacidad de mantener la cabeza erguida significaba que, con toda probabilidad, ya solo estaría con nosotros durante unas cuantas horas o unos cuantos días, no semanas. Estaba sentada en el salón de belleza, con la cabeza inclinada hacia un lado y un peinado muy bonito, pero jadeaba y luchaba por recuperar el aliento. La llevé rápido a su habitación y la subí a la cama.

Su enfermera de cuidados paliativos se había enterado de los cambios recientes de mamá y estaba en la habitación. Reconoció de inmediato las señales de una muerte activa: respiraciones rápidas y cortas asociadas a un ruido de traqueteo, gemidos e inquietud. Se volvió hacia mí, comprendió que yo también sabía que el final estaba cerca y entonces ambas comenzamos

179

a reírnos de lo absurdo que es una mujer moribunda en el salón de belleza. Entre risas, reconocimos que su cabello se veía muy bien. Así era mi madre. Ella necesitaba dejarnos con elegancia. Así lo haría. Levantamos la cabecera de la cama para ayudarla a respirar y estabilizar su cuello flácido. La enfermera empezó a administrarle morfina para sus dificultades respiratorias y su inquietud, señales del malestar que sentía. Llamé a mis hermanos y a mi hermana; a ninguno le sorprendió la llamada después de que en sus últimas visitas confirmaran la pérdida de peso, la somnolencia y el deterioro general de mamá. Los familiares de la vecina de mamá se sentaron conmigo para ofrecer su apoyo y darnos las gracias por permitirles compartir la experiencia y la orientación, pues ellos se preparaban para afrontar una situación similar.

He tenido la suerte de que se me haya guiado hacia un trabajo que me gusta y para el que estoy capacitada. Durante mi segundo año en la facultad de medicina, asistí a una serie de conferencias sobre medicina geriátrica que sentí que me "hablaban" directo a mí y entonces supe que aquel era mi camino. Durante una rotación en un centro de cuidados paliativos, escuché una conferencia grabada acerca de las señales y los síntomas del momento de la muerte, impartida por dos enfermeras de cuidados paliativos. Mi instructor me advirtió que parte del audio era "un poco exagerado", pero que la información sobre el reconocimiento de la muerte activa era sólida y me pidió que mantuviera la mente abierta. Lo que escuché en aquella cinta me encantó y recuerdo que confirmó lo que había experimentado en mi vida: que la muerte suele ser un proceso pacífico y que puede aprovecharse para experimentar el asombro, el crecimiento y la alegría, junto con la tristeza y el dolor.

El libro *Atenciones finales*, de Maggie Callanan y Patricia Kelley resume la información "externa" que escuché en la cinta de audio: que las personas que están muriendo hablan simbólicamente de seguir adelante, que a menudo ven o sienten guías que las ayudan en la transición de esta vida, y que la muerte es pacífica y aceptada por la mayoría. He descubierto que compartir con mis pacientes y sus familias mis experiencias en torno a la muerte de otros, como lo hacen Callanan y Kelley en su libro, les ha brindado consuelo y ayudado a afrontar y aceptar la muerte.

La muerte de mi padre pone de manifiesto algunos de estos mensajes. Durante mi segundo año de la carrera, tuve una premonición de su muerte.

En los meses que siguieron, mi padre, normalmente callado y poco demostrativo, se acercó a muchos de sus hijos para crear recuerdos y experiencias individuales con ellos. Se unió a una liga de boliche con mi hermana y asistió a reuniones de Weight Watchers conmigo (actividades muy poco habituales en él). Organizó una maravillosa fiesta de 30 aniversario de bodas para mi madre. Fue en nuestra casa y asistieron amigos y familiares de todo el país. A la mañana siguiente, cuando mi padre no despertó, mi madre estuvo rodeada de apoyo amoroso para asistirla con la muerte de él.

La historia de la muerte de mi padre es muy similar a otras que he escuchado. Aunque no había estado enfermo y murió inesperadamente mientras dormía, hubo cambios en él que sugerían que, de algún modo, sabía que iba a morir y se esforzó por poner en orden algunas de sus relaciones.

Parte del orden de estos acontecimientos y esfuerzos puede perderse cuando uno está en las últimas etapas de la demencia, pero no es raro oír que la inquietud disminuye después de la visita de algún familiar distanciado o después de algún hito, como una graduación o el nacimiento de un nieto.

TOMAR DECISIONES DE TRATAMIENTO AL FINAL
• La historia de Karen y Toby •

Karen, simpática pero reservada, me pidió una cita para que la ayudara a tomar decisiones en relación con su padre Toby. Hasta entonces el centro de atención en casa había sido Trisha, su madre, quien lidió con problemas de salud mental que primero complicaron su vida y luego requirió cuidados hasta su muerte por un cáncer que se volvió agresivo muy pronto. Toby fue el guardián de la paz en la familia y atendió las necesidades y demandas de Trisha durante años. Tras el fallecimiento de su madre, Karen se dio cuenta de que las capacidades cognitivas de su padre se habían deteriorado de manera considerable. Al morir su esposa, fue evidente que Toby no podía vivir solo y necesitaba ayuda para la mayoría de sus actividades cotidianas. Perdía peso rápidamente y empezaba a caerse con frecuencia.

Karen se sentía culpable por no haber visto las señales que apuntaban al deterioro y las necesidades de su padre. Después de que le asegurara que la estructura de cuidados de la que Trisha había dependido pudo haber ayudado a Toby a funcionar en el día a día, Karen empezó a hacer varias preguntas sobre cómo tomar decisiones en nombre de su padre para estar mejor preparada frente a la evolución de su condición y que su muerte no la tomara desprevenida como le había ocurrido con su madre. Se sentía desalentada por el tratamiento agresivo que Trisha había recibido durante sus últimas semanas de vida, su estancia en la unidad de cuidados intensivos, las interminables complicaciones y la reanimación que le hicieron. "No puedo imaginar que mi padre tenga que pasar por algo similar. No me parece bien".

Karen hizo preguntas precisas e informadas sobre las causas reversibles de la demencia, si (y en qué medida) el deterioro de Toby podía deberse a la pena o a la depresión, las opciones de tratamiento y la evolución típica del declive. Casi al final de la visita, dudó y se inquietó. Le pregunté si había algo más. —No sé cómo preguntar... —Hubo una larga pausa—. ¿Pasa siempre como pasó con mi madre? —Pregunté para aclarar—: ¿Te refieres a que si la muerte siempre ocurre como le ocurrió a tu madre? —Karen parecía avergonzada. Con la mirada hacia el suelo y la voz baja, respondió con timidez—: Sí.

Hablar de la muerte puede parecer aterrador o un tema tabú. La mayoría de la gente no ha sido testigo de una muerte, pues a menudo la retiran de la habitación si esta ocurre en un hospital, o tiene el blindaje de su familia. Muchos tienen miedo de lo que van a ver. En el siglo pasado, las muertes no solían ocurrir en casa, sino en algún tipo de entorno hospitalario. Sin embargo, con la aparición del movimiento a favor de los cuidados paliativos desde mediados del siglo XIX, hay cada vez más personas que mueren en casa, al menos en los casos diagnosticados con cáncer. Pero esta no es la tendencia en los enfermos de demencia. Dos tercios de las personas que mueren con demencia lo hacen en una residencia para adultos mayores.

Una pregunta habitual que me hacen los familiares es: "¿Cómo será la muerte al final?". Las semanas previas a la muerte por demencia suelen ir acompañadas de un cambio mayor en las funciones corporales, mayor debilidad, dependencia, fatiga y sueño, menos interés por la comida o la bebida, y disminución del contacto visual y la concentración. Esta descripción es muy parecida a la de los meses anteriores en las últimas etapas de la demencia.

En los últimos días o las últimas horas (muerte activa), la persona tendrá períodos de falta de respuesta, ojos vidriosos y pupilas desenfocadas, patrones respiratorios anormales, presión arterial baja, extremidades frías y manchas en la piel. Puede presentar sonidos de respiración congestionada. Quizá pase por un período de aumento de la energía, que puede parecer agitación o lucidez; a veces habla, aunque no haya hablado en mucho tiempo. La causa de esto es desconocida, pero lo han informado en repetidas ocasiones tanto el personal de los centros de cuidados paliativos como las familias. El cuadro 3 enumera las características comunes de la muerte activa y cómo abordarla.

Cuadro 3. Características comunes de la muerte activa

Momento	Síntomas	Enfoque
Semanas antes	Aumento del sueño y aislamiento	• Permite que duerma y muéstrate sensible a su necesidad de tranquilidad
	Pérdida de interés por los alimentos y las bebidas	• Ofrécele alimentos y bebidas por placer • Permanece atento al cuidado de la boca; ofrécele humedecer labios y boca
	Inquietud	• Mantente atento a las señales o las causas y responde • Considera el dolor, la fatiga y la angustia espiritual o por las relaciones familiares; ofrece palabras de consuelo y otorga el permiso para morir
Días antes	Disminución de la respuesta a estímulos externos, ojos vidriosos, falta de concentración	• No se requiere acción
	Cambios en la respiración, incluidos congestión terminal o estertores de la muerte	• Oxígeno, si brinda bienestar • Un abanico para que reciba aire en la cara • Medicamentos, como la morfina, si presenta dificultad respiratoria • Un agente secante (hiosciamina, glicopirrolato, escopolamina o atropina) ayudará con los sonidos durante la congestión terminal, pero beneficia más a quienes están junto a la cama que al propio individuo con congestión terminal
	Presión arterial baja con extremidades frías y manchas	• No se requiere acción
	Posible aumento de la energía	• Entorno seguro y de apoyo

RECONOCER EL PROCESO "TÍPICO" DE MORIR
• La historia de la familia Winston •

El señor y la señora Winston vivían con demencia: él con demencia vascular y ella con probable alzhéimer. Tenían cuatro hijas simpáticas, cariñosas
e inteligentes, que levantaban el ánimo y la energía de cualquier habitación.
Estas mujeres eran unas *cuidadoras naturales* fenomenales. Permitían que
sus padres fueran independientes durante el mayor tiempo posible y se
turnaban para ser *la cuidadora principal* cuando había que añadir nuevos
servicios o apoyos, pese a la resistencia de sus padres. El señor Winston
murió rápida y tranquilamente mientras dormía. Sus hijas, aunque tristes,
se sintieron agradecidas por el deceso tan pacífico de su padre. Poco después, la señora Winston entró en un deterioro acelerado, y ellas supieron
que su madre también se acercaba al final de su vida. Cada una solicitó la
aplicación de la Ley Federal de Ausencia Médica para poder compartir los
últimos cuidados de su madre en casa.

Los primeros meses se acostumbraron a un buen ritmo de trabajo en
equipo, se sentaban con su madre, cuidaban a los hijos de las otras y coci-
naban para las familias de todas, mientras su madre dormía la siesta. Pero
hubo baches en el camino. La señora Winston se ponía inquieta al final
de la tarde y gritaba o se resistía a que la atendieran. Las hijas buscaron
pistas sobre la causa de estas molestias. Probaron con música relajante,
la animaron a tomar la siesta más temprano y emplearon otras estrategias.
La señora Winston empezó a fruncir el ceño cada vez con más frecuencia,
lo cual era raro en ella y no disminuía con analgésicos. Un antidepresivo en
dosis bajas redujo la inquietud, los gritos y el ceño fruncido en pocas semanas. Las hijas sospechaban que su madre extrañaba a su marido. Se debili-
taba cada vez más y no comía ni pequeños bocados cuando se los ofrecían.
Decían que su madre parecía "desconectada" la mayor parte del tiempo.

Entonces, como si de repente le hubiera surgido una fuerza hercúlea,
la señora Winston se levantó de la cama, caminó por el centro la habitación y empezó a murmurar. Sus hijas pudieron distinguir la palabra *llave*.
Reconocieron que ese brote de energía bien podía ser una señal del final
y pensaron que tal vez la referencia a la llave representaba una necesidad
de encontrar su camino hacia la muerte. Se turnaron para hablar con su
madre durante el día siguiente. "Te queremos, mamá". "Papá tiene la llave
y te ayudará". "Has hecho un trabajo maravilloso al criarme y bendecirme
con mis hermanas: has dado todo por nosotras".

Mientras la señora Winston caía en una tranquila inconsciencia, sus hijas se sentaron, hablaron y rieron al describir cómo sus padres harían un gran trabajo al cuidarlas de maneras nuevas "desde el cielo". Compartieron sus historias favoritas sobre sus padres, las cuales planeaban contar en los cumpleaños y las fiestas para mantener a la abuela y al abuelo vivos en la memoria de sus nietos.

La respiración de la señora Winston se volvió muy irregular. Comenzaba profunda y laboriosa, y luego se detenía durante unos segundos. Cuando volvía a empezar, era suave y lenta, y luego volvía a ser profunda y laboriosa. Las hermanas se despidieron susurrando y cantaron juntas el estribillo de "Buenas noches, Irene", una canción que su madre adoraba. Permanecieron juntas: rieron, lloraron, se abrazaron y recordaron hasta que la señora Winston expiró su último aliento.

La historia de la familia Winston ilustra varios hechos comunes durante los últimos días de una persona: letargo y debilidad, falta de respuesta, intranquilidad, un estallido de energía y una respiración irregular y congestionada.

Las hermanas estaban bien versadas en el autocuidado y el apoyo, y ya habían experimentado la muerte de otra persona, lo cual redujo su ansiedad o su miedo en torno al proceso. Ellas lograron que la experiencia se volviera especial para las costumbres de su propia familia, al contar a sus hijos recuerdos y tradiciones en presencia de su madre, de modo que también ella pudiera escucharlas, así como cantar una canción juguetona pero significativa para despedirla y expresar toda una gama de emociones en la habitación.

Durante el período de intranquilidad del día anterior a la muerte, la familia buscó comprender el significado de las acciones y de las palabras de la señora Winston, aquellas que pudieran darle el permiso para irse y la seguridad de que todo iría bien para la familia. En los meses anteriores a su muerte, también buscaron la mejor manera de calmar su inquietud sin recurrir de inmediato a los sedantes y al final concluyeron que se trataba de un duelo no resuelto (aunque habían explorado la posibilidad de dolor o situaciones incómodas como la fatiga o el hambre). Este tipo de enfoque y exploración intencionados suele tener la recompensa de una transición más amable, sutil y fluida hacia la muerte.

CÓMO HACER FRENTE A LOS SÍNTOMAS PREOCUPANTES Y DEJARSE AYUDAR POR LOS CUIDADOS PALIATIVOS

• La historia de la señora Gordon y Susan •

Susan, la hija de la señora Gordon, me llamó asustada. —Tienes que venir. Mamá está viendo a su esposo ¡que murió hace más de 20 años! Está asustada. Yo estoy asustada. Susan era la única cuidadora de la señora Gordon, una mujer enérgica e imponente, con sus escasos 40 kilos empapados en sudor. La señora Gordon se había deteriorado mucho durante el último año. Había perdido cada vez más funciones y no caminaba de manera estable. Se le había ido el apetito, y siempre que parecía bajar un kilo, la llenaban de licuados para que pudiera recuperar al menos medio kilo. Conservó su voz durante su declive. Aunque no siempre estaba orientada, su demencia vascular no le había impedido cumplir sus deseos.

Cuando la visité, dijo haber visto a su difunto esposo, pero que se había negado a dejarlo entrar. —Quiere que me vaya con él, pero ¿qué pasará con Susan? —A la señora Gordon no le gustaba que su marido estuviera allí y pidió varias veces que lo echaran; no era consciente de que era una alucinación. La señora Gordon, Susan y yo hablamos de los cuidados paliativos, pero ella no iba a permitir que Susan dejara entrar a nadie en su casa para ayudarla.

Las visiones de su marido, y a veces de sus padres, continuaron durante algunos meses más, mientras la señora Gordon perdía peso y luego se esforzaba por beber licuados "como si fueran medicamentos" para recuperar los kilos. Susan se sentía agobiada por los cuidados y el estrés de las visiones, la pérdida de peso, la pérdida funcional y lo inevitable de que el tiempo de la señora Gordon fuera limitado. La palabra de la señora Gordon era ley para Susan de modo que, si su madre decía que lucharía por vivir, ambas llevaban la carga. Hablé con cada una, por separado y juntas, acerca de dejar ir. En determinado momento, la señora Gordon permitió que comenzaran los cuidados paliativos, pero despidió a las enfermeras el primer día declarando: "¡No estoy lista para eso!". Una y otra vez, Susan y ella concordaban en que ya era el momento de cambiar a un enfoque de bienestar, pero, al día siguiente, recibía una llamada de su parte implorando que intentáramos algo más, otro truco para ganar tiempo.

Esta lucha se prolongó durante meses. La señora Gordon solía caerse y quedar adolorida, pero cualquier intento por tratar su dolor empeoraba su cognición y ella lo rechazaba. Su deseo principal era estar lo más lúcida y viva posible para Susan. Entonces, un fatídico día, tuvo una caída muy fuerte y se lesionó la espalda. Deliró mientras estaba en la sala de urgencias y regresó a casa agitada y con mucho dolor. A pesar de querer seguir luchando por vivir, se había quedado sin energía. Su respiración se volvió más laboriosa, y sus extremidades se pusieron frías y azuladas. El temor de Susan a los cambios que veía en su madre aumentó y esto permitió que le administraran los cuidados paliativos.

El equipo de cuidados paliativos ayudó a la señora Gordon con el dolor y la dificultad respiratoria, y la mantuvo cómoda en sus últimos días. Las enfermeras le explicaron los cambios, como las manchas y la respiración irregular, y consolaron a Susan mientras su madre moría. El personal de enfermería enseñó a la hija que la morfina ayudaba a aliviar el dolor y la falta de aire, y que no "detendría la respiración de su mamá ni le causaría la muerte". Se utilizaron otros medicamentos para secar la congestión que los *estertores de la muerte* provocaron en el último día de vida de la señora Gordon. Además, el equipo de cuidados paliativos proporcionó a Susan una terapia de duelo durante los siguientes 13 meses, mientras revivía cada decisión que ella y su madre habían tomado para que la señora Gordon se mantuviera viva el mayor tiempo posible.

Esta historia también es un ejemplo de las situaciones comunes que tienen lugar durante los meses previos a la muerte. A la señora Gordon le resultaba tan molesta la presencia de su marido, que lo dejaba afuera, con frío y descontento mientras la esperaba. Parecía tener problemas no resueltos sobre encontrarse con él, pues no quería dejar a su hija. Susan también estaba en conflicto: deseaba evitarle el sufrimiento a su madre, pero no quería perderla.

El conflicto se manifestó en el hecho de que en un primer momento recurrieron a los cuidados paliativos, pero esa decisión se anuló de inmediato. Por fortuna, el equipo de cuidados paliativos volvió a apoyar a la señora Gordon durante su última semana y tranquilizó a Susan en relación con los síntomas que acompañan la muerte.

Puedes encontrar más información sobre los cuidados paliativos en el capítulo 6 "Decisiones sobre los lugares de atención". Los equipos de cuidados paliativos están compuestos por médicos, enfermeros, trabajadores sociales, auxiliares de salud, capellanes, consejeros espirituales, voluntarios y otras personas de apoyo que comparten una preocupación común y la experiencia de ayudar en el proceso de la muerte. El objetivo del equipo es el bienestar y la paz para la persona moribunda y su familia. La experiencia de estos equipos en conversaciones difíciles y en el manejo de los altibajos físicos, emocionales y espirituales comunes al final de la vida son clave para que muchas familias superen este momento tan difícil.

PRESAGIAR LA MUERTE
• La historia de Joy •

Joy se sentaba todos los días en la misma silla del comedor. No podía recordar muchos de los acontecimientos diarios ni a las personas que compartían sus cuidados, pero le encantaba su aspecto y ponía toda su atención en el brillo de su ropa, el rubor de sus mejillas y el color perfecto de sus uñas.

Aunque rara vez hablaba, sonreía a menudo, sobre todo al ver algún atuendo que le gustara en un visitante. Las indumentarias poco afortunadas la hacían fruncir el ceño, lo cual me sugería que quizá necesitaba deshacerme de algunas de las prendas de mi armario.

Después de un paseo dominical, metí a mi madre en la cama porque estaba agotada y resfriada. Mientras esperaba a la enfermera para informarle sobre el resfriado, me encontré a Joy sentada en el aula común. Me dijo que su esposo (que llevaba 10 años muerto) iba a volver en un momento para sentarse con ella. —Se está preparando para nuestro viaje. Estoy muy emocionada. —Supuse que se refería a su hijo, que no podía visitarla muy a menudo por su horario de trabajo, y continuó diciendo—: Me quiere mucho y dice que nos iremos en los próximos días. —Le comenté que todo el mundo la quería y que su sonrisa era una luz brillante. Nunca la había oído hablar tanto ni con tanta claridad. Cuando la enfermera se desocupó, le mencioné lo parlanchina que había estado Joy. La enfermera se sorprendió, pues no la había escuchado, y aclaró que su hijo no había estado allí.

Al día siguiente, Joy habló con otras dos personas y una vez más informó que su marido había planeado un viaje para ella. Al tercer día, no pudo despertar. Su hijo vino a sentarse con ella y Joy murió en paz tan solo unas horas después.

La historia de Joy ejemplifica los cambios simbólicos que pueden presagiar la muerte. Por lo regular, ella no hablaba, pero de repente comentó que su marido planeaba un viaje juntos. No todas las personas creen que esto puede ocurrir, pero está bien descrito en *Atenciones finales*, de Maggie Callanan y Patricia Kelley. Yo también lo he visto muchas veces. Poner atención a estas señales suele ser útil para comprender las necesidades de quienes han perdido facultades por causa de la demencia. Tuve una paciente que decía, una y otra vez, que estaba embarazada. Su familia pensó que era un delirio y pidió que la medicaran. Yo me pregunté qué la haría pensar que estaba embarazada. ¿Quizá unas náuseas persistentes? Entonces le suspendí un medicamento común para la demencia que provoca náuseas ¡y su embarazo desapareció!

Mi madre, un alma por lo general feliz y juguetona, comenzó a fruncir el ceño por todo. Ponía los ojos en blanco cuando sus vecinos hablaban, dejó de cantar, hacía a un lado su plato de comida y empezó a rechazar la ayuda para ir al baño y bañarse. El personal se preguntaba si acaso necesitaba un antipsicótico que les permitiera ayudarla en su cuidado personal. En cambio, me fijé en el panorama general. Mi madre había dejado de participar en las actividades que solía disfrutar: cantar, socializar y comer. Parecía estar siempre enfadada cuando antes era risueña. Probamos un antidepresivo y los resultados fueron excelentes. Volvió a sonreír y se convirtió en la mujer despreocupada, cooperadora y pícara que siempre había sido. El mensaje aquí es que tú conoces a tu familiar mejor que nadie. Descubrir los posibles significados de palabras o acciones desconcertantes puede marcar la diferencia a la hora de elegir un enfoque o medicamento para maximizar su bienestar.

Síntomas comunes durante la muerte activa y enfoques o medicamentos útiles

El dolor y su evaluación pueden cambiar a medida que se acerca el final de la vida, pero este debe seguir tratándose de manera agresiva. Algunos comportamientos pueden indicar la presencia de dolor, como fruncir el ceño, apretar la mandíbula, estirar las piernas, los movimientos rígidos o espasmódicos, llorar y gemir o quejarse. Los intentos por consolar al individuo pueden ser menos eficaces que antes.

A menudo se administran analgésicos narcóticos durante las fases finales previas a la muerte. Pueden administrarse por vía oral, rectal, mediante un parche transdérmico, por inyección subcutánea o vía intravenosa. Los posibles efectos secundarios incluyen delirio y sacudidas o espasmos de los brazos o las piernas. El cambio a otro narcótico puede aliviar estos síntomas (si la muerte no es inminente). Los narcóticos pueden alterar la conciencia, pero la muerte inminente también lo hace. Los familiares deben consultar con el personal de salud para diferenciar estas dos situaciones. Si se disminuye o se mantiene la medicación para intentar distinguirlas, todos deben permanecer atentos a las evidencias conductuales de dolor de modo que se garantice la comodidad.

La *dificultad para respirar* se produce en el 70% de las personas moribundas. Suelen causarla diversos factores, por lo que podrían necesitarse varios enfoques para tratarla. Puede resultar útil la presencia de alguien, así como una voz relajante, un tacto suave, técnicas de relajación, un poco de aire en la cara (con un abanico), una ventana abierta u oxígeno suplementario. Los medicamentos que pueden ayudar son los ansiolíticos y los analgésicos opiáceos (como la morfina). A veces la morfina no se usa por temor a que pueda causar depresión respiratoria, sobre todo en quienes tienen un historial de enfermedad pulmonar. Sin embargo, es un tratamiento tan eficaz y útil para la falta de aire que puede utilizarse si se ajusta la dosis para lograr una tasa de 12 a 20 respiraciones por minuto. La mayor parte de la falta de aire puede controlarse con estas pocas intervenciones.

A medida que la muerte se acerca, es posible que se produzcan más cambios en la respiración. Puede observarse un patrón anormal, con ciclos de respiraciones cada vez más profundas y luego superficiales, seguidos de una pausa (llamada *apnea*). Tal vez haya un resoplido o un jadeo cuando el ciclo comienza de nuevo.

La *congestión terminal* (también conocida como *estertores de la muerte*) está causada por una humedad en las vías respiratorias que no se elimina al estar combinada con la debilidad de los músculos de esas mismas vías. Por lo general no molesta a la persona que está muriendo, pero a menudo causa preocupación o angustia en los familiares. Si se coloca a la persona de lado, la gravedad puede ayudar a eliminar las secreciones. Si esto no ayuda, se pueden administrar medicamentos para secar las secreciones.

La *boca seca* es el único síntoma de deshidratación que molesta a quien está muriendo. Los demás aspectos de la deshidratación, incluidos la disminución de las secreciones y la micción, menos náuseas y vómitos, y menos riesgo de insuficiencia cardíaca, ascitis y edema, son bienvenidos pues facilitan la transición a la muerte. La boca y los labios se cuidan con un hisopo con agua o glicerina: la boca se lubrica mediante sorbos, aerosoles de agua o sustitutos de la saliva, y los labios, con crema hidratante o vaselina. Los humectantes bucales comerciales pueden durar un poco más. Un humidificador de ambiente también puede ser útil.

Las *extremidades frías y las manchas en la piel* se observan cuando la muerte ya está muy cerca porque el suministro de sangre se centra en los órganos principales del cuerpo (corazón, pulmones, hígado), lo cual deja los brazos y las piernas fríos, y la piel decolorada y con manchas en forma de encajes. Esto no es doloroso y se recomiendan los cuidados habituales de la piel.

La *agitación terminal* o *delirio* se produce en el 10% de las personas moribundas durante las últimas horas de vida y puede presentarse de distintas formas, desde la desorientación y la inquietud hasta una agitación más pronunciada, con gritos y movimientos bruscos. Es importante buscar condiciones que puedan causar malestar, como dolor o vejiga distendida. Si no se encuentra ninguna, la ansiedad es común a medida que se acerca la muerte y puede atenderse asegurando un entorno tranquilo y de apoyo. Si se necesita más ayuda, se pueden utilizar medicamentos que ayuden a combatir la ansiedad.

PERMANECER CERCA EN LAS ETAPAS FINALES
• La historia de los Raymond •

Me senté junto a la cama de mi madre mientras leía en voz alta. Ella dormía un sueño profundo o estaba en un coma ligero. Eran sus últimos días. Mi amiga Becky llegó con un golpecito en la puerta y la pregunta "¿Puedo acompañarte?". Nos habíamos hecho amigas cuando nuestros hijos estaban en preescolar; éramos dos profesionistas que se esforzaban por equilibrar la crianza de los hijos y el desarrollo profesional. En verano, llevábamos a los niños del preescolar a la casa de los padres de Becky para que nadaran en su alberca. Nos encantaba tener conversaciones profundas sentadas junto a la alberca, mientras repartíamos paletas heladas y esquivábamos los ocasionales chapoteos.

Los Raymond vivían ahora en la misma residencia para adultos mayores que mi madre. La señora Raymond tenía demencia derivada de la enfermedad de Parkinson y el señor Raymond una probable demencia mixta complicada por la depresión. Becky era amable y tenía un gran corazón, pero, como tomaba decisiones en nombre de ambos, también era directa, inquisitiva, sistemática en la recopilación de datos y decidida. Se acercó a la cabecera de mi madre para ofrecerme consuelo, pero también para obtener información sobre cómo estar con alguien que está muriendo. Nos visitó con frecuencia durante esos dos últimos meses de vida de mi madre. Me vio sentada y tranquila mientras sostenía su mano, le leía diferentes libros y cantaba con ella, mientras mi madre tarareaba o solo levantaba una ceja. Becky me vio sentada, meditando junto a mamá. Lo que no podía ver era que yo inhalaba el dolor de la pérdida y exhalaba bondad amorosa para mamá, para mí, para todos los que viven con demencia, para su familia.

—A mamá le gusta la tranquilidad ahora, pues una parte de ella parece estar aquí con nosotras y la otra parte en otro lugar, lejos de aquí. A veces se molesta cuando la traigo de vuelta conmigo —le comenté a Becky. Ella mencionó que notaba lo mismo con su madre. Después de que mi madre falleció, visité a Becky en el apartamento de sus padres. —Gracias por compartir el proceso de tu familia con nosotros. He aprendido a ir más despacio y a ser más tranquila con mis padres. Parece extraño, pero ahora hay una sensación de cercanía. Nos enfocamos unos en otros y no en los asuntos pendientes. Aunque ellos hablen poco, siento que estamos más cerca.

Sugerencias para sentarse junto a la cama

La historia de los Raymond ilustra lo que yo veo una y otra vez. Las personas suelen sentirse incómodas cuando se sientan junto a la cama. No saben qué decir ni qué hacer. Sentarse en silencio no es algo común en nuestra sociedad. Nos jactamos de lo ocupados que estamos o de que no tenemos tiempo para [llene el espacio]. Solemos portar nuestro ajetreo como una insignia de honor. Montones de libros de autoayuda nos indican que debemos emplear nuestro tiempo de manera eficiente y productiva.

El hecho de sentarnos al lado de la cama puede servir para muchos propósitos. Nos permite reflexionar sobre el inminente fallecimiento de la persona que está junto a nosotros. Permite decir las cosas que uno quiere expresar con palabras, susurros, pensamientos o por escrito. Ira Byock, autor y director de cuidados paliativos del Centro Médico Dartmouth Hitchcock, afirma en su libro *Decir lo que importa* que existe un poder de curación emocional que surge cuando transmitimos determinadas verdades a quienes amamos o cuidamos: *perdóname, te perdono, gracias* y *te quiero*. Sostiene que quienes nos importan no siempre saben lo obvio y que afirmarlo de manera explícita conduce a la curación, al crecimiento o a la plenitud. Byock reconoce que las cuatro frases no harán que las relaciones sanen o se expandan como por arte de magia (aunque podría ocurrir), pero sugiere que su sencillez y franqueza abre la puerta a la comunicación o a la compasión. Creo que esta intención es susceptible de transmitirse a las personas con demencia, aun cuando no estemos seguros de si han perdido el significado de las palabras. Según las evidencias, cuando una persona está en coma y no puede hablar o responder físicamente, aún es capaz de oír.

Este puede ser un momento para sentarte y leerle a tu familiar en voz alta, tal vez algo de poesía o de algún libro que te guste. Quizá algo divertido, como un libro de chistes, o un texto conmovedor, como *Caldo de pollo para el alma* o algo por el estilo. A mi madre le encantaban los escritos sentimentales, conmovedores o tiernos. Este tipo de historias le llegaban al corazón y le provocaban una emoción que se manifestaba con una lágrima bajando por su rostro. Entonces yo sabía que ella había logrado conectarse, y eso me daba la esperanza de que, en otros momentos, yo también pudiera conectarme con ella de corazón a corazón.

Quizá todo lo que se necesite sea que te sientes ahí. Joan Halifax, autora y monja budista especializada en *cuidados contemplativos* al final de la vida, escribe en su libro *Estar con los que mueren* que muchos de nosotros sentimos que "cuando el sufrimiento está presente, el silencio y la quietud no son suficientes". Afirma que sentimos que debemos hacer algo o movernos de alguna manera (limpiar, hablar, caminar, trabajar). Sugiere que el mero hecho de sentarse puede establecer una tierna conexión. Escuchar y estar ahí son grandes dones. Quizá las personas con demencia avanzada no hablen mucho, pero, cuando lo hacen —con los ojos o con palabras—, ¿podemos callar para escucharlos? ¿Podemos reaccionar solo observando nuestra reacción y dejándola pasar mientras nos mantenemos presentes para la persona que está muriendo?

La muerte en casa

No hay que hacer nada justo después de la muerte de una persona. Tómate el tiempo que necesites. Hay quienes se quedan en la habitación con el difunto; otros prefieren irse. Es posible que quieras que alguien se asegure de que el cuerpo esté bien acostado antes de que las articulaciones se entiesen y ya no se puedan mover. Este *rigor mortis* comienza en algún momento durante las primeras horas después de la muerte.

Tras el deceso, el tiempo que puedas permanecer con la persona fallecida dependerá del lugar donde se produjo la muerte. Si ocurre en casa, no es necesario trasladar el cuerpo de inmediato. Ese será el momento para realizar cualquier ceremonia religiosa, étnica o cultural enfocada para después de la muerte.

Si es probable que la muerte ocurra en alguna instalación como un hospital o una residencia para adultos mayores, intenta programar con el personal cualquier costumbre o ritual importante si es posible. Eso permitirá que el personal esté preparado, planifique y te permita pasar un tiempo adecuado con el cuerpo.

Algunas familias quieren tiempo para sentarse en paz con el fallecido, consolarse y compartir recuerdos. Pueden pedir que un miembro de su comunidad religiosa o un consejero espiritual esté presente. Si tienen una lista de personas a quienes avisar, ese será el momento de llamar a quienes podrían querer ir a ver el cuerpo antes del traslado.

Poco después, una persona calificada, como un médico o una enfermera de cuidados paliativos, deberá declarar de manera oficial la muerte. Esta persona también llena los documentos que certifican la causa, la hora y el lugar de la muerte, los cuales harán posible que se prepare un certificado de defunción oficial. Este documento legal es necesario para muchos trámites, incluido el seguro de vida y otras cuestiones financieras y patrimoniales.

Si tu familiar recibe asistencia en un centro de cuidados paliativos, el plan para lo que sucede después de la muerte ya deberá estar en marcha. Si la muerte se produce en casa, sin apoyo de cuidados paliativos, intenta hablar anticipadamente con un médico, el forense local, el departamento de salud local o un representante de la funeraria sobre cómo proceder.

Deben hacerse arreglos para recoger el cuerpo de acuerdo con las leyes locales y tan pronto como la familia esté lista. Por lo general, esto lo hace la funeraria. El hospital o el centro de cuidados, si fue ahí donde ocurrió el fallecimiento, puede llamar a la funeraria. Si el deceso se produjo en casa, tendrás que ponerte en contacto directo con la funeraria o pedir a un amigo o familiar que lo haga.

Es probable que el médico que certifica pregunte si desean una autopsia, es decir, un procedimiento realizado por un médico capacitado para saber más sobre la causa de la muerte. Por ejemplo, si se sospecha que la persona que murió padecía la enfermedad de Alzheimer, el examen del tejido cerebral que se recoge durante la autopsia permitirá un diagnóstico definitivo. Si tu religión o cultura se opone a las autopsias, habla con el médico. A algunas personas les preocupan las marcas físicas de la autopsia para el velorio, pero estas suelen quedar ocultas bajo la ropa.

Cuando hay una emergencia médica, como un ataque al corazón, un derrame cerebral o un accidente grave, sabemos que hay que llamar a un número de emergencia o a una ambulancia. Pero si la persona está muriendo en casa y no quiere que se le practique RCP (reanimación cardiopulmonar), no es necesario llamar. De hecho, una llamada a emergencias podría causar confusión.

En muchas zonas, los técnicos de emergencias médicas (EMT, por sus siglas en inglés) que responden a las llamadas están obligados a realizar la RCP si el corazón de alguien se ha detenido. Considera la posibilidad de tener una orden de no reanimación (ONR) si la persona está muriendo en su casa (algo que debe indicarse con un brazalete), para que, si alguien llamara al número de emergencias, no se realice un intento de reanimación indeseado.

Derecho a morir o eutanasia

El movimiento para permitir a las personas elegir su derecho a morir se basa en la premisa de que todo adulto competente tiene derecho a la máxima libertad civil y personal de la humanidad: el derecho a morir de la manera y en el momento que elija.

Según este derecho, los métodos para morir que resultan mejores, más seguros y eficaces requieren la asistencia de un médico por vía de medicamentos. De ahí la aparición de los términos *muerte asistida* o *suicidio asistido*. Tras una solicitud iniciada por el paciente, el médico proporciona los medios para que la persona ponga fin a su propia vida.

Esto es legal solo en unos pocos países y estados de la Unión Americana. Estas leyes no son aplicables a una persona con demencia, pues se cuestionaría su competencia o capacidad. Sin embargo, hay legislaciones, como la belga y la de Países Bajos, que consideran la muerte asistida para pacientes psiquiátricos, bajo ciertas condiciones.

La eutanasia es la muerte sin dolor de una persona que padece una enfermedad incurable y dolorosa. Esta práctica se permite en España y es ilegal tanto en México como en Estados Unidos.

——————————————— ASPECTOS PARA RECORDAR ———————————————

- La muerte suele ser un proceso pacífico. Con información, paciencia, herramientas y apoyo, el proceso también puede ser, junto con el duelo, un momento de transformación, crecimiento e incluso alegría para las familias.
- Es probable que las personas señalen que están a punto de morir por medio de visiones de familiares ya fallecidos o de lugares, así como de un lenguaje simbólico relativo a un viaje o una transformación.
- Discutir el curso habitual de la muerte ayuda a muchos individuos y familiares a tomar decisiones informadas sobre cómo manejar el proceso típico de la muerte de una manera tranquila e informada.
- Los síntomas típicos en las semanas previas al deceso incluyen debilidad, aumento de las horas de sueño, capacidad de atención limitada, pérdida de interés por la comida o la bebida, dificultad para deglutir y desorientación creciente.
- Los síntomas de la muerte inminente (durante los días o las horas anteriores) incluyen alteración de la conciencia, ojos vidriosos, respiración anormal, extremidades frías, presión arterial y pulso bajos, congestión terminal y agitación terminal.
- Existen varias estrategias de sentido común y algunos medicamentos que pueden disminuir los síntomas relacionados con el final de la vida.
- Como familiar, armarse de valor para sentarse junto a la cama puede establecer una conexión íntima con el individuo que está muriendo. El tiempo al lado de la cama puede emplearse de cualquier manera que sea significativa para todos los implicados.

——————————————— PLAN DE ACCIÓN ———————————————

- Si has tenido un contacto limitado con personas moribundas, considera la posibilidad de leer un libro que pueda ayudarte a estar preparado para cuando llegue el momento (véase "Lecturas y recursos adicionales").
- Durante alguna reunión, comparte con tu familia las intenciones de tu familiar para sus últimas horas. ¿Desea algún mensaje o despedida especial, poemas, canciones, ceremonias religiosas? Planifícalas, reúne los materiales que sean necesarios y déjalos a la mano (por ejemplo, en un armario o escritorio cercano).

--------------------- LECTURAS Y RECURSOS ADICIONALES ---------------------

- *Atenciones finales,* de Maggie Callanan y Patricia Kelley. Barcelona: Plaza y Janés, 1992.
  Este libro, lleno de las experiencias de dos enfermeras de cuidados paliativos, trata sobre los mensajes y legados que nos dejan quienes mueren. Ayuda a los lectores a ampliar su conciencia sobre la experiencia que se produce al final de la vida y proporciona ejemplos de respuestas.

- *Decir lo que importa,* de Ira Byock. Barcelona: Urano, 2005.
  El doctor Byock, médico de cuidados paliativos, describe cómo el uso de cuatro frases sencillas (*por favor, perdóname; te perdono; gracias* y *te quiero*) ha ayudado en las relaciones de personas y familias que enfrentan la muerte y el final de la vida. Brinda ejemplos de cómo las palabras pueden conducir a la curación, el perdón y la reconexión.

Referencias

Halifax, J. *Estar con los que mueren.* México: Nirvana Libros, 2019.

Hansen, M.V. *Caldo de pollo para el alma.* México: Booket México, 2014.

Capítulo 10

Pospérdida y adaptación

Cuando fallece un familiar, el cuidador pasa por una transición. Desde los primeros días del duelo, los cuidadores necesitan atravesar la pena aguda de la pérdida y aprender a reconocer cuándo su dolor puede haber tomado una dirección poco saludable. Aunque pierden su papel, ese es el momento para reconocer y celebrar el enorme crecimiento derivado de algunos de los dolores que acompañan los cuidados.

EL DUELO Y LA PÉRDIDA DE LOS CUIDADOS

• La historia de la familia Kenny •

Me sentaba en el sofá. Lo hacía constantemente. Era como si me hubieran salido raíces que crecían a través de los resortes, el suelo y la tierra. Mis hijos trepaban a mi lado, me abrazaban, empujaban una taza de té hacia mi mano. Yo miraba por la ventana, veía caer la nieve, escuchaba el silencio del invierno, lloraba y pedía a mi familia que tomara los mensajes, ya que no respondía el teléfono ni la puerta. Vacilaba entre el agotamiento, la tristeza y el aburrimiento con mi agotamiento y mi tristeza. Esto fue el duelo para mí.

Cuando empecé a hablar más, le dije a mi hijo mayor que estaba pensando en adoptar un niño. Por fortuna, él se acercó y susurró: —Espera, mamá. Creo que lo que pasa es que extrañas tanto a la abuela que quieres llenar ese hueco.

¿Cómo no me di cuenta? Había un hueco, tanto en mi corazón (por mi madre) como en mi tiempo (por los cuidados), con el que me había llegado a identificar. Mi ajetreo había desaparecido. Los malabares habían terminado. Mis hijos habían crecido y se habían independizado por completo mientras yo pasaba más tiempo con mi madre. Ahora era el momento de honrar el duelo por el amor que sentía hacia mi madre, un proceso que llevaría tiempo y ternura. Era el momento de dejar de cuidarla. Se necesitaba valor para no llenar el vacío con más cuidados, sino con la exploración de un nuevo camino.

El último don que me dio mamá fue el de recibir. Ella había modelado cómo quería ser cuidada por los demás mientras dejaba este mundo lentamente y con gracia. Incorporé la lección al añadirla a mi caja de herramientas para una vida más plena y rica. Crecí como madre, amiga y amante porque aprendí a recibir.

Resiliencia en el duelo

Las nuevas investigaciones para entender el duelo han empezado a centrarse en los cuidadores, porque la mayoría de las muertes (70%) ocurren en personas que tenían una o más enfermedades crónicas que requerían cuidados. Estas revelan que los cuidadores muestran resiliencia para adaptarse a la muerte de un familiar.

La mayoría de los individuos pasan por un período de tristeza y más síntomas depresivos, pero estos disminuyen al mes de la muerte y vuelven a niveles casi normales al año del fallecimiento. Las teorías sobre la recuperación rápida incluyen el tiempo para hacer parte del trabajo de duelo antes de la muerte (duelo anticipatorio), la fatiga y —por lo tanto— el alivio de los cuidados (lo cual permite cierta liberación de la culpa porque "he hecho lo que he podido") y, por último, el tiempo y la constatación de que la muerte se acerca.

El desarrollo de la resiliencia en el momento de la muerte puede hacerse de muchas de maneras. Las estrategias que pueden ayudar a superar el duelo intenso incluyen encontrar la risa y la alegría en medio de la tristeza, seleccionar y centrarse en los buenos recuerdos, buscar y encontrar el lado positivo, y tomarse tiempo para reflexionar y apreciar la vida. Aunque la mayoría de los adultos son resilientes, quienes han estado involucrados en el cuidado de una persona con demencia también tienen menos probabilidades de recuperarse. En este grupo, entre un 20% y un 30% atraviesa un duelo prolongado y complicado, mientras que, de aquellos cuyo familiar murió de una enfermedad distinta de la demencia, solo el 10% refiere un duelo complicado.

Duelo anticipado

ADAPTARSE A LOS CAMBIOS Y SABER QUE HABRÁ MÁS
• La historia de los Mayfield •

Bob, el hijo mayor del doctor Bob, me llamó el lunes por la mañana después del Día de Acción de Gracias. —Doctora Kenny, ¿puedo hablar con usted sobre mamá?

Quedé sorprendida. Atendía a su padre, un maravilloso, amable y erudito médico que vivía con demencia. Su esposa Amanda era su mayor apoyo y defensora. Se mantenía a cierta distancia del doctor Bob, con una extraña habilidad para fomentar su independencia, pero sin dejar de estar ahí para apoyarlo con discreción si lo necesitaba.

Bob hijo continuó: —En Acción de Gracias, mamá consiguió organizar su hermosa cena de siempre, pero está delgada y callada. Además, la encontré llorando en la cocina. Insistía en que no pasaba nada, pero, cuando la presioné, dijo que estaba preocupada por papá. ¿Qué debemos hacer? Estamos preocupados por ella y no quiere dejar de cuidar a papá para ir al médico. —Bob dijo que podía traer a sus padres conmigo aquel día.

Amanda solía tomar notas sobre su esposo, así que le pedí que se reuniera un momento conmigo en la habitación contigua para repasarlas. Se sentó muy quieta al otro lado de la mesa y solo comentó: —Está cambiando. —Esperé. Unas delicadas lágrimas rodaron por su rostro—. Extraño al hombre fuerte con el que me casé. El que me cuidó. Es muy difícil ver su tristeza ahora que necesito empezar a hacerme cargo. Son las pequeñas cosas, en realidad. No puede conducir ni llevarme del brazo: ahora yo debo guiarlo. Y sé que se va a poner peor.

Hablamos de su tristeza y de su dolor. Hablamos de los grupos de apoyo, para que ella viera que no todas las personas encontraban únicamente tristeza en la pérdida, sino también, a veces, consuelo, asombro y crecimiento.

Acordamos incluir enfermeros a domicilio en el plan de atención para que ella y su esposo pudieran concentrarse más en su relación y menos en las actividades de la vida diaria. Hicimos que el doctor Bob participara en la conversación, y lloró con Amanda por los cambios que estaban viviendo. La familia se reunió e iniciaron los rituales para marcar las transiciones y honrar las pequeñas pérdidas en el camino.

El duelo anticipado es el proceso de experimentar el luto antes de una pérdida (por lo general, de una muerte). Implica el duelo, el afrontamiento, la planificación y la reestructuración psicológica y social. Puede durar años en las familias que viven con un miembro con demencia, a medida que la función y la cognición disminuyen y las necesidades de cuidado aumentan. El duelo anticipado suelen mencionarlo los familiares de personas recién diagnosticadas con demencia, pero también en etapas más avanzadas de la enfermedad.

Los cuidadores que viven con el individuo que padece demencia son más propensos a experimentar duelo anticipado. Su aparición se correlaciona con una mayor responsabilidad en las actividades que permiten a la persona conservar su independencia, como conducir, seguir un horario de medicación y utilizar el teléfono; con comportamientos frecuentemente relacionados con la demencia, como el aturdimiento, la repetición o la agitación en el cuidado personal; y con restricciones mayores en el estilo de vida, como la incapacidad de dejar al familiar sin supervisión o de permitirle dormir solo, temiendo que pueda empezar a deambular.

Lo bueno y lo malo del duelo anticipado
Aunque a menudo se piensa que el duelo anticipado es negativo, algunos informes sugieren que prepara al cuidador para la muerte y permite una transición más amable mediante el duelo. En un estudio, los índices de depresión eran más altos en cuidadores familiares en el mes anterior al de la muerte, pero volvieron a niveles significativamente más bajos tres meses después. Por el contrario, el duelo anticipado representa alrededor de la mitad de las causas de depresión en los cuidadores y es, por lo tanto, un factor de riesgo de duelo complicado. Estos datos son otra razón importante para fomentar las intervenciones que atiendan la depresión de los cuidadores.

Preparación

Los familiares que están prevenidos y preparados para la muerte también pueden estar mejor preparados en el aspecto psicológico. La preparación no está relacionada con la duración o la intensidad de los cuidados que se prestan a la persona con una enfermedad terminal; más bien, se relaciona con la percepción de la muerte por parte del familiar. De los familiares que indicaron que no se sentían preparados para la muerte de su familiar con demencia, el 23% registró entre dos y tres veces más probabilidades de sufrir depresión o un duelo complicado.

Cómo prepararse

¿Qué se necesita para prepararse? ¿Basta entender que alguien va a morir? Algunos investigadores han descubierto que la sensación de no estar preparado aumenta cuando la enfermedad es imprevisible (como suele ser cuando la información es inadecuada o cuando las personas se sienten inseguras respecto a su comprensión de la enfermedad).

Es importante recordar que, para sentirse preparados, los cuidadores necesitan información sobre múltiples preocupaciones vitales. Los prestadores de servicios médicos pueden resolver algunos de los asuntos de salud, pero otras preocupaciones que deben abordarse son los asuntos psicológicos (como los cambios en las relaciones), espirituales (como la revisión de las creencias sobre el significado de la muerte) y prácticos (como los preparativos para el funeral o el homenaje póstumo). Por lo regular, se exhorta a los cuidadores a que recopilen información de una variedad de fuentes, incluidos no solo los prestadores de servicios médicos, sino grupos de apoyo, lectura y formación. Muchos afirman que no han hecho preguntas porque se sienten abrumados, han perdido la noción de lo que podría ser importante, no confían en los prestadores de servicios médicos o no quieren que se les perciba como *ignorantes*. Ante esto, quizá sea útil llevar una lista de preguntas que se puedan revisar en una próxima visita al médico, a un trabajador social o a un consejero espiritual.

Es posible que el personal de salud no inicie la conversación

En un estudio sobre personas con demencia avanzada y de reciente ingreso en residencias para adultos mayores, el 90% de los familiares afirmaron estar "algo o muy preparados" para la muerte de su familiar. En este estudio, solo el 15% del personal había tenido conversaciones significativas con los familiares para ayudarlos en la preparación, lo cual ilustra un área de oportunidad en la comunidad de los servicios de salud y en la necesidad de que las familias aprendan a hacer preguntas. Cuando se obtienen respuestas a las preguntas, la depresión disminuye y la sensación de paz aumenta. Muchos prestadores de servicios médicos pueden responder o indicar a las familias otros recursos. Sé persistente y haz preguntas a todo el personal de salud: médicos, enfermeras, trabajadores sociales y ministros religiosos.

Alivio

EXPERIMENTAR TRISTEZA, DOLOR Y ALIVIO
• La historia de Lucinda y Margaret •

Lucinda era una mujer alta, fuerte y segura de sí misma. Procedía de una familia que valoraba el trabajo y tenía un próspero negocio familiar. Había cuidado de su madre Margaret durante el proceso de su demencia. Sus últimos seis meses de vida fueron especialmente difíciles, con hospitalizaciones demasiado frecuentes y delirios, los cuales pusieron a prueba la fuerza y la resiliencia de Lucinda y de su hermana. Tras la muerte de Margaret, la familia no celebró el funeral sino después de cuatro semanas. Después de la ceremonia, Lucinda me describió cómo había sido su vida en los últimos meses.

"Mamá llevaba tanto tiempo viviendo con demencia que creo que todos pensamos que seguiría así para siempre. Su primer ataque de neumonía nos pareció un incidente menor. La advertencia de usted de que aquello quizá señalaba un momento de transición hacia la muerte cayó en oídos sordos. Nosotros batallábamos a medida que la conducta y los medicamentos de mamá se desordenaban y ella iba y venía del hospital al centro de rehabilitación. Al final, estuvimos listos para aceptar los cuidados paliativos y murió muy rápido. Nos sentimos muy aliviados y, en realidad, felices de que su sufrimiento hubiera terminado y de haber salido del infierno de las idas y venidas al hospital y a rehabilitación. Retrasamos las ceremonias para poder recuperarnos de estar tan agotados y tristes. Me alegro de haberlo hecho. Ahora podemos recordar a mi madre, su vida y nuestro amor como se debe. Ella era increíble. Tan comprensiva y enérgica cuando éramos jóvenes, y luego tan valiente cuando luchó por mantenerse independiente a medida que la demencia se adueñaba de su vida. Al final, cuando ya era muy frágil, incluso eso nos permitió a mi hermana y a mí crecer, encontrar maneras de ayudarla. No cambiaría nada. A pesar de lo triste que es perder a mi madre, no cambiaría nada".

La familia de Lucinda nos ayuda a ver que el alivio es un patrón común tras períodos prolongados de deterioro o de cuidados. La tristeza y el agotamiento son una parte, pero el alivio, la calma y el consuelo porque nuestro familiar ya no está luchando ni sufriendo es previsible y normal. Muchos cuidadores que sienten culpa de su alivio se reconfortan al saber que esto es típico. En un estudio sobre la respuesta de familiares cuidadores a la muerte de una persona con demencia, el 90% informó que sentía que el deceso era un alivio para el paciente y el 72% sintió que era un alivio para ellos mismos. Recuerda que la depresión y el dolor que se sienten justo después de la muerte suelen menguar en un mes y los niveles de bienestar vuelven a ser casi normales al cabo de un año.

Duelo complicado

LA NECESIDAD DE ENTENDER Y ACEPTAR LA MUERTE
• La historia de Blake y Poppy •

Blake era una versión joven de Poppy. Ambos eran delgados, de tez oscura y con los ojos muy abiertos. Poppy había encanecido y tenía arrugas que revelaban una vida llena de sonrisas y alegría. Antes de que empezara a perder la memoria, me había contado historias sobre Blake. Se preocupaba de que su único hijo no lograba despegar. No entendía por qué nunca había acabado de madurar. Después de algunos años de vagar "sin rumbo" por el mundo, Blake había vuelto a la casa de su padre, soltero, desempleado y asustado por la vida. Sin embargo, a medida que el estado funcional de Poppy decayó, Blake se abocó a cuidar de él. Se ocupaba de las comidas, los paseos y la higiene personal de Poppy. Era un cuidador maravilloso, aunque ansioso. Solía llamar a mi consultorio para preguntar sobre pequeños sarpullidos, granos o cambios en el sueño. Poppy pudo quedarse en casa gracias a los excelentes cuidados que Blake le brindaba.

A medida que Poppy se aproximaba a las últimas etapas de la demencia, hablé con Blake sobre el curso habitual de la muerte, pero él insistió en que su padre estaría bien. Una mañana, cuando Blake fue a despertar a Poppy, se dio cuenta de que había muerto mientras dormía y de que eso había ocurrido varias horas antes. Blake pasó el día y la noche siguientes junto a la cama de su padre, llorando y suplicando que volviera. Habló conmigo varias veces durante los meses posteriores y me preguntó qué había hecho mal. Ningún tipo de consuelo parecía resolver la creencia errónea de que él había sido el causante de la muerte de Poppy. Le sugerí que procesara su agonía y su pérdida con un terapeuta, pero se negó. Dos años después, me encontré a Blake en una ferretería. Me dijo que seguía inmovilizado por la pérdida de Poppy, que no podía evitar pensar a diario en cómo había defraudado a su padre y que pasaba el día como un zombi, esperando que Poppy volviera para guiarlo.

El *Manual diagnóstico y estadístico de los trastornos mentales* (DSM-5) define el duelo complicado como un anhelo o una añoranza persistente y perturbadora que afecta aspectos importantes de la vida (trabajo, sueño, socialización) y que dura al menos seis meses. Como mínimo, cuatro de los ocho síntomas clave tienen que estar presentes: *1)* dificultad para aceptar la muerte, *2)* incapacidad para confiar en los demás, a partir del deceso, *3)* amargura excesiva relacionada con la muerte, *4)* sentimiento de incomodidad en relación con seguir adelante, *5)* desapego de personas que antes eran cercanas, *6)* sensación de que la vida no tiene sentido sin la persona fallecida, *7)* sensación de que el futuro no tiene perspectivas de realización sin la persona fallecida y *8)* sentimientos de agitación a partir del deceso. Los aspectos del duelo complicado específicos de la muerte incluyen tener conversaciones imaginarias con el finado y evitar situaciones específicas o comportarse diferente en ellas (por ejemplo, ir a un evento social cuando se preferiría estar a solas).

La depresión y la ansiedad previas a la muerte son los predictores más fuertes del duelo complicado

Aunque la mayoría de los cuidadores se recupera bien de la muerte de un familiar, el 20% de quienes han cuidado a una persona fallecida por demencia presentan síntomas de duelo complicado. Esto quizá se deba a que la depresión y la ansiedad previas a la muerte son los factores que mejor predicen el duelo complicado. Otros factores comunes en los cuidadores de personas con demencia incluyen altos niveles de carga, agotamiento, responsabilidades enfrentadas (como el cuidado de los hijos o el trabajo) y falta de apoyo. Por último, y por paradójico que parezca, una experiencia positiva como cuidador también predice una mayor probabilidad de duelo complicado.

¿Hay algo útil para evitar el duelo complicado o para tratarlo una vez que se manifiesta? Como se ha comentado antes, estar preparado es la mejor defensa contra el desarrollo de un duelo complicado. Si el duelo se complica, las estrategias específicas para tratarlo son más eficaces que el tratamiento general de la ansiedad, la depresión o el duelo.

Transición

SENTIRSE PERDIDO Y APRENDER A ENCONTRAR UNA NUEVA DIRECCIÓN
• La historia de Molly •

Molly era una mujer delgada con aspecto cosmopolita. Su madre había muerto de demencia hacía aproximadamente un año y quería hablar conmigo del factor genético de esta enfermedad. Había compartido con ella los cuidados de su madre durante alrededor de 10 años. Durante ese tiempo, había atravesado muchos cambios: un divorcio, la mayoría de edad de sus hijos y varios cambios de trabajo para estar más cerca de su madre y tener más flexibilidad para cuidarla. Me contó que, tras el deceso de su madre, al principio se sintió cansada y se tomó un tiempo para recuperarse. Aunque su energía se restableció, no dejó de sentir toda la tristeza por la pérdida. "Pasé tiempo recordando a mamá cuando era más joven, las lecciones que me enseñó, lo que la hacía reír y lo que la enfurecía. Luego me maravilló su determinación cuando perdía la memoria (¡era tan obstinada!). Ahora me encanta esa parte de ella. Ojalá hubiera visto el lado positivo entonces". Nos reímos al recordar cómo solía caminar atrás de su madre, que siempre iba a la cabeza y tiraba de su acompañante con vigor.

Entonces, Molly se quedó callada. Ya había llorado la muerte de su madre y celebrado su vida, y no estaba segura de lo que iba a hacer a continuación. Había vuelto al trabajo, pero le pareció menos interesante. Empezó a tomar clases de pintura, pero no le agradaron. No sentía tristeza ni signos de depresión, pero se sentía insegura. Sabía que quería algo más, pero, de nuevo, no estaba segura de qué. Continuó con su exploración: asistió a museos de arte y conciertos, compartió proyectos con amigos para tener nuevas experiencias y tomó varios seminarios breves sobre temas tan diversos como la meditación o la actuación circense. Dijo que se sentía como una reportera de investigación, que se adentraba en lo que despertaba su interés.

Tiempo después, tuvo la oportunidad de ser mentora de algunos estudiantes de secundaria y descubrió que le encantaba interactuar con los jóvenes. Sus ideas le parecían estimulantes y refrescantes, y sentía que su propia personalidad tan centrada era un valioso contrapeso al entusiasmo, a veces mal orientado, de los jóvenes. Molly se veía encantada cuando comentó que trabajaría con el consejero del instituto para encontrar maneras de seguir participando y ya había empezado a tomar cursos y prácticas para obtener una certificación en trabajo social y asesoramiento. Fue muy hermoso ver la luz de Molly mientras describía su transformación y la nueva dirección para la siguiente fase de su vida.

Las transiciones son el proceso psicológico del cambio

William Bridges, un destacado autor y experto en cambio y transición, describe el *cambio* como una situación (por ejemplo, un giro en las responsabilidades laborales o la muerte de un cónyuge) y la *transición* como el proceso psicológico de incorporar el cambio a la perspectiva personal y a la visión del mundo. La transición se produce antes de un cambio y como reacción al mismo. Bridges dice que pasamos por una reorientación interior y de autodefinición para incorporar los cambios a nuestra vida. Afirma que en Estados Unidos la vida se ha acelerado y hemos perdido la fe en que el cambio nos lleve a algo bueno. La resistencia y el malestar de los estadounidenses ante el cambio provienen del temor de que la agitación esté plagada de resultados desconocidos. Las sociedades antiguas y algunas otras se preparaban con eficacia para el cambio por medio de rituales, por ejemplo, rituales estacionales relacionados con el nacimiento y la muerte o rituales espirituales en el momento de alcanzar la mayoría de edad.

La teoría del desarrollo personal de Bridges considera la transición como un proceso natural de crecimiento, con numerosas coyunturas en su camino. El autor subraya que el crecimiento no es lineal, sino que implica muchos inicios y que, en última instancia, conducen a la aceptación y la acción. Para los cambios psicológicos de transición, describe un proceso de tres fases: finales, zona neutral y nuevos comienzos.

Los finales conducen a nuevos comienzos, con un intervalo de incubación entre ellos

A menudo eludimos los finales porque pueden ser dolorosos. La muerte puede ser un final especialmente doloroso. Sin embargo, para la mayoría de la gente, un momento de luto es breve y agridulce, y da lugar a recuerdos hermosos y sinceros, así como a pequeños rituales para mantener a los ausentes en nuestro corazón y nuestra vida cotidiana de una manera nueva. Intuitivamente nos percatamos de que, para seguir adelante, es necesario abandonar los viejos hábitos que incluían al fallecido. Algunas personas lo logran de manera fácil y rápida; otras necesitan hacerlo de manera más calmada y gradual. Bridges recomienda repasar las pérdidas en tu vida (por ejemplo, la pérdida de algo físico, relaciones, trabajos, pasatiempos) y cómo las has afrontado a lo largo del camino. Este repaso puede ayudarte a identificar cómo respondes a las pérdidas, lo cual te facilitará afrontar el cambio y las transiciones. También puede ayudarte a recordar que los finales conducen a nuevos comienzos, ya sean esperados o inesperados. Comprender que los finales te permiten abrirte a un nuevo comienzo suele facilitar el camino para dejar ir y el crecimiento personal.

Cuando el cambio implica el fin de una relación, como ocurre con la muerte de un familiar, Bridges recomienda diversos pasos para ayudar en esta transición. Date tiempo para el cambio interior que necesitarás al final de la vida de tu familiar. Mientras trabajas en este cambio, tal vez puedas disponer de maneras temporales para desahogar tus otras responsabilidades, como delegar algunas decisiones en otras personas o retrasarlas durante un tiempo. Asegúrate de no actuar de manera precipitada en este momento de transición. Respeta el hecho de que los momentos de cambio requieren cierta *contemplación* antes de efectuar una gran transformación. Darte pequeños gustos también puede facilitar la transición. Yo descubrí que tomarme un tiempo para sentarme y beber té me ayudaba a encontrar la calma. Esta complacencia cumple con otra de las recomendaciones de Bridges que es tomarse un tiempo libre. Utiliza ese tiempo para buscar un lado positivo en ese cambio que no pediste.

La siguiente fase de la transición es lo que Bridges llama la zona neutral, entre el final y el nuevo comienzo. Durante esta fase, varias culturas separan de la comunidad al individuo que atraviesa la transición. Por ejemplo, un individuo puede ir a la selva o al desierto para ayunar, ver visiones, tener tiempo para soñar (en sentido literal y figurado) o para desprenderse de las viejas costumbres y prepararse para las nuevas.

En la cultura estadounidense no hemos ritualizado la zona neutral, pero no es raro que la gente se tome unas largas vacaciones, se vaya de retiro, o encuentre alguna manera de *alejarse de todo*. En este tiempo intermedio, es posible detectar sucesos poco comunes y, si se les presta atención, pueden ser una fuente de orientación. En sus memorias, *El año del pensamiento mágico*, Joan Didion describe sueños vívidos, consejos y discusiones con su esposo en el año posterior a su muerte. Hablé con muchos amigos y pacientes después de leer este libro y casi todos describieron acontecimientos que interpretaron como simbólicos, extraños y "demasiado reales para ser una coincidencia", lo cual les resultó reconfortante y tranquilizador.

El neurocientífico Dan Siegel pregunta al público de sus seminarios sobre experiencias con "otras personas, vivas o muertas, en las que ustedes saben que hay una conexión y saben que se produjo sin que estén presentes y juntos físicamente". La mitad del público (de cientos de personas) siempre levanta la mano. Mis pacientes que atraviesan por un duelo se sienten reconfortados cuando les cuento que yo también he tenido "experiencias del otro mundo" (sentir y oler la colonia de mi padre en un momento de angustia mientras realizaba un procedimiento médico; escuchar la voz de mi madre durante la meditación; encontrar, metida en un libro, una nota de mi madre que nunca había visto antes donde me expresa su apoyo y me dice que "resista") y las he utilizado como guía y consuelo. Mis colegas espirituales coinciden en que el tiempo para la contemplación lo han utilizado individuos, místicos, religiosos y campesinos durante miles de años.

Bridges también describe actividades que pueden ser útiles en la zona neutral. Recomienda aceptar la necesidad de pasar un tiempo en esa zona intermedia, encontrar un momento y un lugar regulares para estar a solas, dedicar tiempo a dicha zona (para ganar perspectiva) y revisar dónde ha estado tu vida y hacia dónde te gustaría que fuera. Este es un momento de exploración interior y de germinación para el nuevo comienzo que se avecina.

Puede parecer que nuevos intereses o transformaciones llegan poco después de la incubación

La etapa final de una transición es el nuevo comienzo. Bridges reflexiona sobre cómo sabemos cuándo hemos concluido algo por completo y pasado el tiempo adecuado en la zona neutral. El uso de analogías agrícolas puede ayudarnos a entender este proceso. Cuando el terreno está preparado, las semillas están en su sitio y ha habido una cantidad adecuada de sol y lluvia, aparecen los nuevos brotes. No hay una señal o un plazo específico que haga que salgan bien. Tal vez el momento es el adecuado cuando las ideas o situaciones son interesantes.

Recuerda la historia de Molly y cómo probó con muchas actividades diferentes. De estas nuevas experiencias, algunas *se quedaron* y le permitieron imaginar y comenzar una vida nueva y renovada. Cuando mi madre entró en sus últimos años de demencia, fue la primera vez en mis 25 años de carrera médica en que bajé el ritmo. Solo entonces me di cuenta de que había permitido que determinados aspectos de mi vida se desequilibraran. Cuando la vida de mi madre llegó a su fin, supe también que era hora de reajustar mi vida. Si no fuera por el tiempo que dediqué a sentarme a su lado, despedirme de ella y abrirme a otros familiares, amigos y cuidadores durante esa etapa, no habría tenido la oportunidad de renovarme.

Nuevos comienzos

Han pasado varios años desde el fallecimiento de mi madre y puedo decir que sus últimos años y su muerte fueron de los regalos más significativos que me dio. Me abrió a nuevas transiciones.

Al igual que Molly, entré en una época en la que reconocí los finales, entré en un período de incertidumbre y exploración, y emergí a nuevos comienzos tanto en mi trabajo como en mi vida personal.

Al tomarme mi tiempo para estar en la zona neutral, realicé cambios psicológicos que me permitieron la curación y el crecimiento. Vivo con mucha más plenitud y equilibro mejor las necesidades de la mente, el cuerpo y el espíritu.

El proceso me abrió el corazón cuando me encontraba en una posición de miedo y preocupación.

Tengo la esperanza de que el proceso de demencia, con todos sus altibajos, pueda ser tan satisfactorio para ti como lo fue para mí y mi familia.

————————————————— ASPECTOS PARA RECORDAR —————————————————

- La mayoría de los individuos maneja el duelo con resiliencia. La tristeza inicial se intercala con risas y buenos recuerdos, lo que lleva a la aceptación y, al final, a vivir bien.
- Los cuidadores pueden lidiar bien con el duelo por medio de varias estrategias. Estas incluyen la anticipación y el duelo parcial antes de la muerte, estar preparados, comprender que la muerte es inminente y necesaria, y sentir alivio porque el fallecido ya no sufre y porque la carga de los cuidados ha llegado a su fin.
- El duelo complicado ocurre entre un 20% y un 30% de los cuidadores

de personas que murieron con demencia avanzada. El predictor más fuerte de duelo complicado es la depresión del cuidador.

- Las estrategias de tratamiento específicas para tratar el duelo complicado tienen más éxito que los tratamientos generales para la depresión.
- Es habitual entrar en un momento de transición tras la pérdida de una relación importante, en especial cuando se trata de cuidar a alguien.
- Los momentos de pérdida y cierre suelen abrir nuestra vida al crecimiento personal y a la transformación.

PLAN DE ACCIÓN

- Comprende que el duelo se facilita con la preparación. Tómate un tiempo para escribir sobre la muerte inminente de tu familiar y tus pensamientos sobre la necesidad y los atributos positivos de la muerte.
- Dedícate tiempo en la transición después de la muerte de tu familiar: el final, la zona neutral y el nuevo comienzo. Descansa y explora nuevos intereses antes de embarcarte en una nueva dirección. Anota en un diario tus sueños y nuevos descubrimientos.

LECTURAS Y RECURSOS ADICIONALES

- *The Other Side of Sadness: What the New Science of Bereavement Tells Us about Life after Loss,* de George A. Bonanno. Nueva York: Basic Books, 2019.
  Este libro expone lo que se sabe sobre el duelo y la recuperación resiliente. Aunque no se centra en la demencia, aborda el duelo en cuidadores.

- *Transiciones: El porqué de los cambios que vivimos,* de William Bridges. México: Fondo Educativo Interamericano, 1982.
  Este clásico, escrito con gran belleza, utiliza la literatura y la mitología clásicas para ayudar a entender los patrones de cambio.

Referencias

Didion, J. *El año del pensamiento mágico*. México: Random House, 2018.

Índice analítico

Acerca de la autora

Anne Kenny es profesora emérita en el Centro de Salud de la Universidad de Connecticut, con capacitación especializada y certificación en hospitales para enfermos terminales y medicina paliativa por la Junta de Medicina Familiar de Estados Unidos. Ha sido médica durante casi tres décadas. Recibió el reconocimiento Brookdale National Fellow que otorga la Fundación Brookdale de Nueva York por sus estudios sobre el envejecimiento, así como la prestigiosa beca Paul Beeson Physician Faculty Scholar para la formación de investigadores en población de la tercera edad. Ha trabajado como geriatra en hogares de ancianos, centros de vida asistida, rehabilitación y entornos clínicos ambulatorios. Su experiencia como colaboradora en el cuidado de estas familias la tocó de cerca cuando a su propia madre le diagnosticaron demencia.

Además de su práctica clínica, la doctora Kenny imparte conferencias tanto a los profesionales de la salud como al público en general sobre el envejecimiento, la osteoporosis, el ejercicio, la nutrición, la terapia hormonal, la muerte y la fragilidad.

Ha sido investigadora en estudios clínicos centrados en el envejecimiento y tiene más de un centenar de publicaciones científicas y presentaciones enfocadas en mejorar el cuidado y el funcionamiento de los adultos mayores. Anne Kenny ofrece orientación en temas comunes al alzhéimer, las demencias y los cuidados paliativos a través de sus sitios web.

🌐 www.annekennymd.com
🌐 https://togetherindementia.com/

Cuando el día llega a su fin
se terminó de imprimir en la Ciudad de México
en agosto de 2023 en los talleres de Impresora
Peña Santa, S.A. de C.V., Sur 27 núm. 475,
col. Leyes de Reforma, 09310, Ciudad de México.
En su composición se utilizaron tipos
Bembo Regular y Bembo Italic.